热带医学特色高等教育系列教材

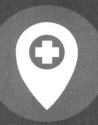

医用化学实验教程

余邦良　白丽丽　主编

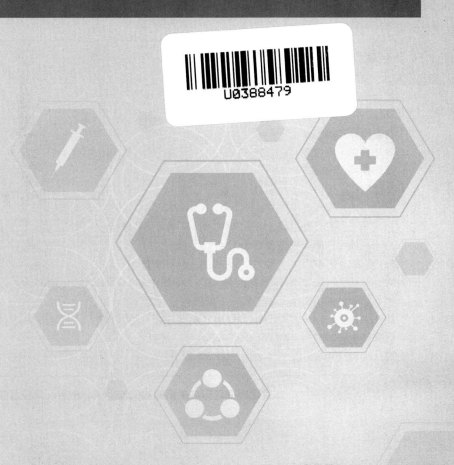

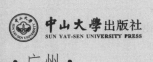
中山大学出版社
SUN YAT-SEN UNIVERSITY PRESS

·广州·

图书在版编目（CIP）数据

医用化学实验教程/余邦良，白丽丽主编. —广州：中山大学出版社，2020. 12
（热带医学特色高等教育系列教材）
ISBN 978 - 7 - 306 - 07039 - 5

Ⅰ. ①医…　Ⅱ. ①余…②白…　Ⅲ. ①医用化学—化学实验—医学院校—教材
Ⅳ. ①R313 - 33

中国版本图书馆 CIP 数据核字（2020）第 215791 号

出 版 人：王天琪
项目策划：徐　劲
策划编辑：吕肖剑
责任编辑：周明恩
封面设计：林绵华
责任校对：井思源
责任技编：何雅涛
出版发行：中山大学出版社
电　　话：编辑部 020 - 84111996，84110283，84111997，84110771
　　　　　发行部 020 - 84111998，84111981，84111160
地　　址：广州市新港西路 135 号
邮　　编：510275　传　真：020 - 84036565
网　　址：http：//www. zsup. com. cn　E-mail：zdcbs@ mail. sysu. edu. cn
印 刷 者：佛山市浩文彩色印刷有限公司
规　　格：787mm×1092mm　1/16　9. 75 印张　250 千字
版次印次：2020 年 12 月第 1 版　2024 年 7 月第 3 次印刷
定　　价：36. 00 元

《医用化学实验教程》编委会

主　　编：余邦良　白丽丽
副主编：周　丹　李海霞
主　　审：符小文
编　　委：（按姓氏音序排序）
　　　　　白丽丽（海南医学院有机化学及物理化学教研室）
　　　　　李海霞（海南医学院分析化学及无机化学教研室）
　　　　　刘辰鹏（海南医学院化学实验教学中心）
　　　　　刘永根（海南医学院有机化学及物理化学教研室）
　　　　　王烁今（海南医学院有机化学及物理化学教研室）
　　　　　徐　丹（海南医学院分析化学及无机化学教研室）
　　　　　杨　柳（海南医学院化学实验教学中心）
　　　　　余邦良（海南医学院分析化学及无机化学教研室）
　　　　　周　丹（海南医学院分析化学及无机化学教研室）

Preface 前 言

　　本书是医药高等院校临床、口腔、预防、儿科、精神医学等专业的实验教材，根据其专业目标和实验教学大纲编写而成，侧重于实验知识和操作技能等方面的介绍。全书分为三章：第一章为实验室须知；第二章为实验的基本知识，涵盖化学分析实验的基本操作，有机化学实验的常用仪器和装置，加热、干燥和冷却，容量分析仪器的使用，分析天平，酸度计以及分光光度计等；第三章为实验部分，包括无机化学实验、分析化学实验、仪器分析实验和有机化学实验。

　　本书由海南医学院药学院分析化学及无机化学教研室、有机化学及物理化学教研室和化学实验教学中心的多位老师编写而成，每位参编老师都具有多年的实验教学经历。在编写过程中注重体现临床、口腔、预防、儿科、精神医学等专业学生实验基础知识和基本操作技能的培养和训练，并结合当前临床等各专业国家认证的实际情况进行编写。

　　参与本书编写工作的有余邦良（第二章第九节，第三章实验十一、十二和十三），白丽丽（第二章第四节，第三章实验十六、十七和十九），周丹（第二章第一节、第六节，第三章实验九和十），李海霞（第三章实验一、二和三），刘永根（第二章第二节，第三章实验十八、二十一、二十二和二十三），王烁今（第二章第五节，第三章实验二十、二十四、二十五、二十六和二十七），刘辰鹏（第二章第三节、第七节、第八节，第三章实验四、五和八），徐丹（第三章实验六和七），杨柳（第三章实验十四和十五）。

本书还可供医药院校医药营销、公共管理等专业的学生使用。

本书在编写和出版过程中得到中山大学出版社和海南医学院的大力支持，在此表示感谢。由于时间仓促，书中难免有错误和不当之处，恳请读者批评指正。

编　者

2020 年 4 月

Contents 目　录

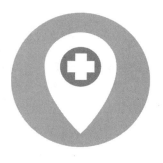

第一章 | 实验须知

一、实验规章制度

医用化学实验是把基础化学、有机化学、分析化学等课程的实验教学内容整合后的一门独立的化学基础实验课。通过这门课的学习，学生学会和掌握有关化学分析实验的基本操作技能，同时培养学生独立的工作能力、科学的思维方法、严谨的科学作风、实事求是的科学态度，为今后的医学专业课的学习、工作和科研奠定基础。为此，要求学生必须遵守如下规章制度。

1. 穿着规定

（1）进入实验室，必须按规定穿戴实验服。

（2）进行实验时，严禁配戴隐形眼镜（防止化学试剂溅入眼镜而腐蚀眼睛）。

（3）实验过程中需将长发及松散衣服妥善固定，且需穿合适的鞋子，严禁穿拖鞋进入实验室。

（4）高温实验操作中，必须戴防高温手套。

2. 饮食规定

（1）禁止在实验室内服用食品和饮料，且使用化学药品后需洗净双手方可进食。

（2）禁止在储有化学药品的冰箱或储藏柜内储藏食物，禁止在烘箱内烘烤食物。

（3）禁止在实验室内吃口香糖。

（4）严禁在实验室内吸烟。

二、药品取用及操作规定

试剂无论是液体还是固体，平时都应保存在玻璃瓶内并用瓶塞塞好。试剂瓶上应有试剂名称及浓度的标签。使用时应遵守下列规则：

（1）称取试剂或药品时，应通过药品危害标示和图样，确认所取用的试剂或药品是否有危害。

（2）称取试剂或药品过量时，剩余物不应倒回原瓶中，也不能倒入下水道，应在教师指导下倒入指定的回收瓶中；试剂或药品量取完后，应先将试剂或药品瓶盖好，天平或台秤归位，方可离开。

（3）高挥发性或易于氧化的化学药品必须避光保存于低温处。易燃易爆的有机溶剂不能存放在冰箱和冰柜中。

（4）使用挥发性有机溶剂，强酸强碱性、高腐蚀性、有毒性的试剂或药品，或做有危害性气体的实验时，应在有特殊排风装置的实验台上进行操作或在通风橱内进行。

（5）操作危险性化学药品时必须遵守操作规则，不得自行改变实验流程。

（6）避免独自一人在实验室做危险实验。

（7）废弃试剂或废弃物严禁倒入水槽，应分门别类地倒入专用收集容器内回收或做相应处理。

三、实验室安全防范措施

1. 使用加热设备的防火要求

（1）使用酒精灯和酒精喷灯时，酒精的添加量不应超过灯具容量的 2/3，以防酒精外溢。应使用火柴点燃酒精灯，不得使用正在燃烧的酒精灯来点燃另一只酒精灯，以防着火。酒精灯不用时应及时熄灭，熄灭时应使用灯帽盖灭，以防灯内酒精气燃。灯内酒精量使用到约剩 1/4 容量时，应及时添加酒精，以免瓶内发生爆炸。添加酒精时，必须先将酒精灯熄灭，以免造成危险。

（2）使用煤气灯时，应严格按照规定次序点燃、熄灭煤气灯。点燃次序：闭风、点火、开启煤气阀、调节风量。熄灯次序：闭风、关煤气阀。停气时，应将所有开关关闭。为防止煤气爆炸，点燃的煤气灯附近不得放置易燃易爆物品。

（3）使用小型电炉加热时，应垫石棉网进行加热，使被加热物料受热均匀。当熔化松香、石蜡等易燃物时，应特别注意控制温度，防止电炉大量冒烟或受热温度超过自燃点。加热易燃液体时，应使用液浴或油浴，且控制加热温度不得超过其自燃点。由于小型电炉的电热丝外露，因而不能用于加热易于形成易燃蒸气的物料。

（4）使用高温电炉加热时，应配设温度控制装置，必要时应装报警器，控制失灵时不得使用。高温电炉周围不得放置易燃易爆物品以及其他危险物品，以防引起火灾而产生事故。易熔、可燃、挥发、腐蚀的物品及爆炸物不得放入炉内加热。试样应用合适的耐高温坩埚盛装，坩埚材料应根据溶剂性质合理选择。包有滤纸的湿沉淀应经烘干、灰化后再送入炉膛内灼烧。为防止污损，炉膛底部应填石棉板。

（5）使用电烘箱时，应根据待烘物料的物理、化学性质严格控制烘烤温度与时间。烘箱应带自动温度控制装置，且应注意检查其工作是否可靠。升温时宜逐渐提高温度，避免升温过快。严禁将带有易燃易爆物质的物件放入电烘箱烘烤。工作结束或停电时，应切断电源。

2. 减压操作时的防火要求

（1）真空系统所用容器应有足够的强度与厚度，并且材质均一。减压蒸馏时应选用圆底烧瓶作接收器，不可使用平底烧瓶或锥形瓶，以免炸裂。

烧瓶的坚固性次序依次为：圆底烧瓶＞平底烧瓶＞锥形瓶。

（2）进行真空操作时，应严防空气突然进入热的装置，引起爆炸。抽真空时，容器外面宜用铁丝网罩或布包裹，以备玻璃炸裂时进行防护。停止操作时，应先通过安全瓶使空气充满装置，待系统内压力平衡后，再切断真空泵电源。

3. 易燃易爆危险品的操作安全

（1）操作、倾倒易燃液体时，应远离火源。危险性大的物品，如乙醚或二硫化碳等，操作时应在通风橱内进行。

（2）危险性操作如采用试管加热或溶液萃取时，容器口应朝向无人处。开启试剂瓶时，瓶口不得朝向人体。如果室温过高，应先将瓶体冷却后，再打开。

（3）蒸馏或回流实验中，必须预先放置沸石、素瓷片或一端封闭、适宜长度的毛细管等，防止暴沸。严禁向近沸液体中添加助沸物，应先移去热源，待液体冷却后再添加，以免大量液体从瓶口喷出造成危险。

（4）蒸馏较大量的易燃液体时，应使用滴液漏斗不断加入液体，避免使用大容量的蒸馏瓶，以减小燃烧的危险性。当所需馏分蒸出后，应停止蒸馏，防止蒸干，引发事故。

（5）使用易燃溶剂重结晶时，应采用蒸汽浴、液浴或密闭电热板加热。用锥形瓶盛装，不宜使用烧杯。

（6）不得将接触可引起燃爆事故的性质不相容物（如氧化剂与易燃物）一起研磨。防止在研磨过程中出现着火、爆炸等意外事故。

（7）黄磷、钾、钠、氢化物等易燃物，使用数量较大时应在防火实验室内操作。钾、钠操作时应避免与水、卤代烷接触。不得将未反应完的钾、钠直接弃入废液缸或下水道内，以防引起燃爆事故。

（8）乙醚、酒精、丙酮、二硫化碳、苯等有机溶剂，不可直接倒入下水道，以免集聚引起火灾。

（9）应防止可燃性气体或蒸气（如氢、乙醇、乙醚、乙烯、乙炔、丙酮、苯、乙酸乙酯、一氧化碳、氨气和水煤气等）散失在室内空气中，这些可燃性气体若与空气混合至爆炸极限，一旦有热源诱发，极易发生爆炸事故，应保持实验室内通风良好。在大量使用可燃性气体时，严禁使用明火或可能产生火花的电器。

（10）强氧化剂和强还原剂必须分开存放，使用时轻拿轻放，远离热源。对过氧化物、高氯酸盐、叠氮化合物、三硝基甲苯等易爆物质，应避免受震或受热而引发热爆炸。

（11）强酸、强碱、强氧化剂、磷、钠、钾、苯酚、醋酸、液氮和溴等物质都会灼伤皮肤，应注意防护，尤其防止溅入眼中。

（12）万一实验室着火，应冷静判断情况，采取适当措施及时灭火。根据不同情况，可选用湿毛巾、沙粒、CO_2 泡沫或 1211 灭火器进行灭火。

四、实验紧急情况处理

1. 普通伤口
用生理盐水清洗伤口，必要时覆盖纱布，并以胶布固定。

2. 烧烫（灼）伤
若被烧烫（灼）伤，以冷水冲洗 15 ～ 30 min 至散热止痛后，以生理盐水轻轻擦拭（勿自行涂抹药膏、牙膏、酱油等或以纱布盖住。若出现水泡，切勿自行将水泡刺破），然后紧急送至医院。

3. 化学药物灼伤
若被化学药物灼伤，以大量清水冲洗后，以消毒纱布覆盖伤口，紧急送至医院处理。

4. 误入眼睛时的应急处理
撑开眼睑，用清水清洗 5 min。（注意：不要自行使用化学解毒剂）必要时，紧急送至医院处理。

5. 吸入时的应急处理
（1）应尽快将患者转移到空气新鲜的地方，解开衣服，放松身体。
（2）当呼吸能力减弱时，应马上进行人工呼吸。

五、危险化学药品的使用与保存

根据常用的一些化学药品的危险性质，可以大略分为易燃、易爆和有毒三大类。

1. 易燃化学药品

（1）可燃气体：氨气、乙胺、氯气、氯乙烷、乙炔、煤气、氢气、硫化氢、甲烷、氯甲烷、二氧化硫等。

（2）易燃液体：汽油、乙醚、乙醛、二硫化碳、石油醚、苯、乙醇、丙酮、甲苯、二甲苯、苯胺、乙酸乙酯等。

（3）易燃固体：红磷、二硫化二磷、萘、镁粉、铝粉等。

（4）自燃物质：黄磷等。

有机溶剂大部分是易燃物质。实验室内不得存放大量易燃溶剂，包装不宜过大，最好在 1 000 mL 以下，且须塞紧瓶盖，放在阴凉处保存，不得靠近火源、热源。

2. 易爆化学药品

气体混合物的反应速率因成分而异，当反应速率达到一定限度时，即会引起爆炸。经常使用的乙醚，不但其蒸气能与空气或氧混合，形成爆炸混合物，而且放置很久的乙醚被氧化生成的过氧化物在蒸馏时也会引起爆炸。

某些以较高速度进行的放热反应，因生成大量气体也会引起爆炸并伴随着燃烧。

自行爆炸的有：高氯酸铵、硝酸铵、浓高氯酸、雷酸汞、三硝基甲苯等。

混合发生爆炸的有：

（1）高氯酸＋乙醇或其他有机物。

（2）高锰酸钾＋甘油或其他有机物。

（3）高锰酸钾＋硫酸或硫。

（4）硝酸＋镁或碘化氢。

（5）硝酸铵＋醋类或其他有机物。

（6）硝酸铵＋锌粉＋水。

（7）硝酸盐＋氯化亚锡。

（8）过氧化物＋铝＋水。

（9）硫＋氧化汞。

（10）金属钠或钾＋水。

氧化物与有机物接触，极易引起爆炸。在使用浓硝酸、高氯酸及过氧化氢等化学药品时，必须特别注意。

为防止爆炸，还必须注意以下几点。

（1）进行可能爆炸的实验时，必须在特殊设计的防爆炸地方操作；使用可能发生爆炸的化学试剂时，必须做好个人防护，需戴面罩或防护眼镜，在不碎玻璃通风橱中进行操作；设法减少药品用量或浓度，进行微量或半微量试验。对不了解性能的实验，切勿大意。

（2）苦味酸须保存在水中，某些过氧化物（如过氧化苯甲酰）必须加水保存。

（3）易爆炸残渣必须妥善处理，不得任意丢弃。

3．有毒化学药品

我们日常接触的化学药品，有的是剧毒物，使用时必须十分谨慎；有的试剂长期接触或接触过多，也会引起急性或慢性中毒，影响健康。但只要明白使用毒物的规则和防护措施，则可避免中毒或把中毒概率降到最低程度，并且培养起敢于使用毒物的勇气。

有毒化学药品通常由下列途径侵入人体：

（1）由呼吸道侵入。故有毒实验必须在通风橱内进行，并经常注意室内空气流畅。

（2）由皮肤黏膜侵入。眼睛的角膜对化学药品非常敏感，故进行实验时，必须戴防护眼镜；进行实验操作时，注意勿使试剂直接接触皮肤，手或皮肤有伤口时更须特别小心。

（3）由消化道侵入。这种情况不多，为防止中毒，任何药品不得用口尝味，严禁在实验室进食，实验结束后必须洗手。

（4）严禁将毒物带出实验室。

有毒化学药品如下。

1．有毒气体

溴、氯、氟、氰氢酸、氟化氢、溴化氢、氯化氢、二氧化硫、硫化氢、光气、氨、一氧化碳等均为窒息性或具有刺激性气体。在使用以上气体或进行产生以上气体的实验时，必须在通风良好的通风橱中进行。如遇大量有害气体逸至室内，应立即关闭气体发生装置，迅速停止实验，关闭火源、电源，离开现场。如发生伤害事故，应视情况及时加以处理。

2．强酸和强碱

硝酸、硫酸、盐酸、氢氧化钠、氢氧化钾等药品均会刺激皮肤，有腐蚀作用，可造成化学烧伤。吸入强酸烟雾会刺激呼吸道，使用时应加倍小心，并严格按照规定的操作进行。

3．无机化学药品

（1）氰化物及氰氢酸。氰化物及氰氢酸的毒性极强、致毒作用极快，若空气中氰化氢含量达万分之三，数分钟内即可致人死亡，使用时须特别注意。氰化物必须密封保存，要有严格的领用保管制度，取用时必须戴口罩、防护眼镜及手套，手上有伤口时不得进行使用氰化物的实验；研碎氰化物时，必须用有盖研体，在通风橱中进行（不抽风）；使用过的仪器、桌面均需亲自收拾，用水冲净；手及脸亦应仔细洗净；若实验服被污染，必须及时换洗。

（2）汞。汞在室温下即能蒸发，毒性极强，能导致急性或慢性中毒。使用时必须注意室内通风；提纯或处理时必须在通风橱内进行；如果泼翻，可用水泵减压收集，尽可能收集完全。无法收集的细粒，可用硫黄粉、锌粉或三氯化铁溶液清除。

（3）溴。液溴可致皮肤烧伤，蒸气刺激黏膜，甚至可使眼睛失明。应用时必须在通风橱中进行；盛溴的玻璃瓶须密塞后放在金属罐中，妥善存放，以免撞倒或打翻；如泼翻或打破，应立即用沙土掩盖；如皮肤灼伤则立即用稀乙醇清洗或大量甘油按摩，然后涂以硼酸凡士林。

（4）金属钠、钾。金属钠、钾遇水即发生燃烧爆炸，使用时须小心。钠、钾应保存在液体石蜡或煤油中，装入铁罐中盖好，放在干燥处。

4. 有机化学药品

（1）有机溶剂。有机溶剂均为脂溶性液体，对皮肤黏膜有刺激作用，对神经系统有选择性刺激作用。如苯，不但刺激皮肤，易引起顽固性湿疹，而且对造血系统及中枢神经系统均有严重损害。再如甲醇对视神经特别有害。在条件许可的情况下，最好用毒性较低的石油醚、乙醚、丙酮、甲苯、二甲苯代替二硫化碳、苯和卤代烷类。

（2）硫酸二甲酯。呼吸道吸入及皮肤吸收均可中毒，且有潜伏期，中毒后感到呼吸道灼痛，对中枢神经影响大，滴在皮肤上能引起坏死、溃疡，且恢复慢。

（3）芳香硝基化合物。化合物所含硝基愈多毒性愈大，在硝基化合物中增加氯原子，亦将增加毒性。此类化合物的特点是能迅速被皮肤吸收，中毒后引起顽固性贫血及黄疸病，刺激皮肤引起湿疹。

（4）苯酚。苯酚能够灼伤皮肤，引起组织坏死或皮炎，沾染后应立即用温水及稀乙醇清洗。

（5）生物碱。生物碱大多数具有强烈毒性，皮肤亦可吸收，少量即可导致危险中毒甚至死亡。

（6）致癌物。很多的烷基化剂，长期摄入体内有致癌作用，应予注意。其中包括硫酸二甲酯、对甲苯磺酸甲酯，N－甲基－N－亚硝基脲、亚硝基二甲胺等。一些芳香胺类，由于在肝脏中经代谢而生成 N－羟基化合物而具有致癌作用，其中包括2－乙酰氨基芴、4－乙酰氨基联苯、2－乙酰氨基苯酚、2－萘胺、4－二甲氨基偶氮苯等。部分稠环芳香烃化合物，如3，4－苯并蒽、9－及10－甲基－1，2－苯并蒽等都是致癌物，而9，10－二甲基－1，2－苯并蒽则属于强致癌物。

使用有毒药品时必须小心，要了解其性质与使用方法。不要玷污皮肤、吸入蒸气及溅入口中。最好在通风橱内操作，必要时佩戴防护眼镜及手套，小心开启瓶塞，以免容器破损散出。使用过的仪器，应亲自冲洗干净，残渣废料丢在废物缸内。经常保持实验室及台面整洁，也是避免发生事故的重要措施。实验结束后必须养成洗手的习惯。手上涂抹少许油脂，保持皮肤润滑，对保护皮肤也很有好处。

（白丽丽）

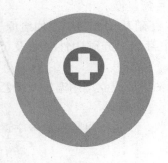

第二章 | 实验的基本知识

第一节 实验数据的记录与处理

实验过程中的各种测量数据及有关现象，应及时、准确而清楚地记录下来。实验测量数据或数据计算的结果，其数字位数的多少应与分析方法的准确度及仪器的精度相适应。

记录实验数据时，应遵循有效数字的读取、修约和运算规则。

一、有效数字

有效数字是指实际能测量到的数字。保留有效数字位数的原则是：在记录数据时，只允许保留一位可疑值。例如，用滴定管消耗溶液体积为 23.40 mL，此数据中，前三位是准确值，最后一位为估读值。用万分之一分析天平进行称量时，应记录至 0.000 1 g，如 23.238 6 g；滴定管及移液管的读数，应记录至 0.01 mL，如 25.00 mL。

从 0 至 9 这十个数字中，只有 0 既是有效数字，也是做定位用的无效数字。例如，0.030 80 中 3 后面的两个 0 都是有效数字；而 3 前面的两个 0 是无效数字。

单位变换时，有效数字的位数保持不变。例如 3.8 mg 有两位有效数字，单位为 g 时也仍然为两位有效数字，此时应以科学计数法表示为 3.8×10^{-3} g。

首位为 8 或 9 的数字可多计一位有效数字，例如 89.8% 可视为四位有效数字。pH 及 pK 等对数值的有效数字由小数部分决定，例如 pH = 7.00 为两位有效数字。

二、数字修约规则

对有效数字位数较多的测量值，应将多余的数字舍弃，该过程称为数字修约。基本原则为"四舍六入五成双"，即当多余尾数 ≤4 时舍弃，≥6 时进位。若多余尾数等于 5 时，5 后有不为零的数字，则进位；若 5 后数字为零，则取决于 5 前数字的奇偶，采用"奇进偶舍"的方式修约，使被保留数据的末位为偶数。例如，3.763 5 修约为四位有效数字的结果为 3.764。

注意，对准确度和精度计算结果的修约一般保留两位有效数字。

三、运算规则

1. 加减法

几个数据相加（或相减）的和（或差）的有效数字保留，应以小数点后位数最少的数据为依据。例如，14.7 + 0.367 4 + 14.64 = 29.7，计算结果保留一位小数。

2. 乘除法

数据相乘（或相除）时积（或商）的有效数字保留的位数，应以参加运算的数据中有效数字位数最少的数据为准。例如，$0.12 \times 16.782 \times 0.121 = 0.24$，计算结果保留两位有效数字。

记录实验数据时，要有严谨的科学态度，实事求是，切忌夹杂主观因素，绝不能随意拼凑和伪造数据。在实验过程中，如果发现数据算错、测错或读错而需改动时，可将数据用一条横线划去，并在其上方写上正确的数字。

（周　丹）

 第二节　实验预习、记录和实验报告的基本要求

一、实验预习

具体要求如下。

（1）将实验的目的、要求、反应原理、反应式（正反应，主要副反应）、仪器装置图、主要反应物、实际和产物的物理常数（查手册或辞典）、用量和规格摘录于记录本中。

（2）写出实验简单步骤，以便实验中记录各步骤的实验现象。

二、实验记录

将所用物料的数量、浓度以及观察到的现象（如反应温度、体系颜色的改变、结晶或沉淀的产生或消失，是否放热或有气体放出等）和测得的各种数据及时如实地记录于记录本中。记录要做到简单明了，字迹清楚。

三、实验报告

化学实验报告格式采用分项叙述的形式。报告项目包括以下几个。

（1）实验目的（包括基本操作训练项目、反应类型）。

（2）实验原理（包括基本理论、物理化学原理、主要化学反应式等）。

（3）实验用品（包括主要仪器和试剂）。

（4）实验主要装置简图。

（5）实验操作步骤及现象。

（6）实验结果及产率计算。

（7）问题讨论（提出做好本次实验的关键，写出自己的体会，总结经验教训，讨论实验中的理论和技术问题）。

四、实验评分标准

（1）预习笔记，10%。预习笔记认真准备者给满分，不认真者视情况酌情扣分，无预习笔记者不能做实验。

（2）实验记录，10%。记录翔实、符合要求者给满分，有记录但不翔实者适当扣分，无记录者为0分。

（3）实验操作、结果、产品产量和质量，30%。操作认真正确、产品产量和质量符合要求得满分；操作失误、重做实验扣除10分；产品产量、质量不符合要求扣5～10分；损坏仪器除按规定处理以外，本项成绩扣5～10分；违反操作规定，造成事故者当次实验以0分计。

（4）仪器洗涤，台面整洁状况，10％。乱放公用药品，台面脏乱，实验结束后不洗涤、交接仪器者不给分。值日生不履行职责者不给分。

（5）实验报告，40％。实验报告符合要求、态度认真、书写整齐得满分，报告项目不全、不符合要求、绘图不认真、有错误者应适当扣分。

指导教师检查学生的实验预习笔记本、实验记录和产品产量及质量。在学生离开实验室前，教师在学生实验记录本上签阅，并当场给出学生前四项成绩的分数，在评阅完学生实验报告后，合并五项总成绩，给出学生本次实验的成绩。学生要根据指导教师的要求及时上交实验报告，逾期不交者，实验报告成绩以 0 分记录。全部实验课程结束后，以学生各次实验成绩取平均值计算其实验课成绩。

（刘永根）

 第三节　化学分析实验的基本操作

一、玻璃仪器的洗涤

实验中要使用各种玻璃仪器，而玻璃仪器是否清洁，会直接影响实验结果的准确性，因此，在实验前必须将玻璃仪器清洗干净。

1．刷洗

一般的玻璃仪器，如烧杯、烧瓶、锥形瓶、试管和量筒等，可以用毛刷从外到里用水刷洗，这样可刷洗掉可溶性物质、部分不溶性物质和灰尘；若有油污等有机物，可用去污粉、肥皂粉或洗涤剂进行洗涤。用蘸有去污粉或洗涤剂的毛刷擦洗，然后用自来水冲洗干净，最后视其用途蒸馏水或去离子水润洗内壁两三次。洗净的玻璃仪器内壁应能被水均匀地润湿而无水的条纹，且不挂水珠。检查是否洗净时，将容器倒转过来，水即顺着器壁流下，器壁上只留下一层既薄又均匀的水膜，而不应有水珠。

2．重铬酸钾洗液洗涤

用以上方法清洗不掉的污物，或遇到口小、管细的玻璃仪器，可采用重铬酸钾洗液洗涤。洗涤方法：缓慢倒入（或吸入）洗液，不断搅动仪器，让洗液充分润湿未洗净的地方，放置几分钟后，把多余的洗液倒回原试剂瓶中，然后，加入大量水冲洗，把冲洗液倒入废液缸内，再用自来水把仪器冲洗干净，用蒸馏水淋洗两三次。洗净的玻璃器皿，不应附着不溶物或油污，其表面应被水完全润湿，不挂水珠。值得注意的是，已经洗净的玻璃仪器，不可以再用布或纸去擦拭仪器内壁，因为这样反而容易污染仪器。

注意：洗液具有很强的腐蚀性，会灼伤皮肤和破坏衣物。如果不慎将洗液洒在皮肤、衣物和实验桌上，应立即用水冲洗。

3．砂芯玻璃滤器的洗涤

砂芯玻璃滤器在使用后须立即清洗，针对滤器砂芯中残留的不同沉淀物，采用适当的洗涤剂先溶解砂芯表面沉淀的固体，然后用减压抽洗法反复用洗涤剂把砂芯中残存的沉淀物全部抽洗掉，再用蒸馏水冲洗干净，于 110 ℃烘干，保存在防尘的柜子中。

实验中常用的玻璃仪器应在实验完毕后清洗干净备用。

二、玻璃仪器的干燥

不同的实验对玻璃仪器的干燥有不同的要求。通常实验中常用的烧杯、锥形瓶等玻璃仪器洗净后即可使用，而用于有机化学实验或有机分析的玻璃仪器，则要求在洗净后必须进行干燥。

1. 晾干

玻璃仪器在纯水中刷洗后倒置在无尘处，然后自然干燥。可采用安有木钉的架子或带有透气孔的玻璃柜放置仪器。

2. 烘干

洗净的玻璃仪器尽量倒尽其中的纯水，放在带鼓风机的电烘箱中烘干。烘箱温度在105~120 ℃，保温约1 h。称量瓶等烘干后要放在干燥器中冷却保存。组合玻璃仪器需要分开后烘干，以免因膨胀系数不同而烘裂。砂芯玻璃滤器及厚壁玻璃仪器烘干时须慢慢升温且温度不可过高，以免烘裂。玻璃量器的烘干温度也不宜过高，以免引起体积变化。

目前较为常用的还有使用玻璃气流烘干器烘干试管、烧杯、容量瓶等小型玻璃仪器，首先根据需烘干的玻璃器皿的大小，将相应规格的风管接插到上盖的出风口上。然后将需烘干器皿的水滴甩干，试管口朝下插入风管，将温度设定旋钮旋到所需要的温度。使用时将电源插头插入220V交流电源，接通电源开关，则冷风指示绿灯亮，电机工作吹出冷风，再接通热风开关，则热风指示红灯亮，电机工作吹进热风。当玻璃器皿被烘干后，先关掉热风开关，等玻璃器皿被吹凉后取下，并确定吹出的气流为冷风时，最后再关闭电源开关，切断电源。

硬质试管可用酒精灯加热烘干，要从底部烤起，均匀受热，使管口向下，以免水珠倒流把试管炸裂。烤到无水珠后把试管口向上赶尽水气。烧杯可置于石棉网上用小火烘烤，急用时可采用此法。

3. 吹干

对于体积小且急于干燥的仪器或不适于放入烘箱的较大的仪器可用电吹风机吹干。先用少量乙醇、丙酮（或乙醚）倒入已控去水分的仪器中将其润湿，倒出并流尽溶剂后，再用电吹风机吹，开始用冷风吹1~2 min，当大部分溶剂挥发后吹入热风至完全干燥，再用冷风吹去残余蒸汽，避免蒸汽又冷凝回容器内。

三、化学试剂的取用

1. 试剂的分类

根据化学试剂的纯度，按杂质含量的多少，通常将化学试剂分为四级（见表2-1）。

表2-1　我国标准试剂和一般试剂的规格

级别	名称	符号	标签颜色	应用范围
一级	优级纯	GR	绿	精密分析研究工作
二级	分析纯	AR	红	分析实验
三级	化学纯	CP	蓝	一般化学实验
四级	实验试剂	LR	黄	工业或化学制备

此外，根据特殊的工作目的，还有一些特殊的纯度标准。例如光谱纯、荧光纯、色谱纯等。取用时应按照不同的实验要求选用不同规格的试剂，选用时要注意节约。不要以为试剂越纯越好，因为级别不同的试剂，价格相差很大。若在要求不高的实验中使用较纯的试剂，会造成很大的经济浪费。

2. 试剂的包装

固体试剂一般装在广口瓶中，液体试剂或配好的溶液则盛在细口瓶中（或滴瓶中），见光易分解的试剂（如 $AgNO_3$）应装在棕色瓶中，每一种试剂都贴有标签以表明试剂的名称、浓度、纯度（有时需写明配制日期）。实验室分装时，固体只标明试剂名称，液体还须注明浓度。最好在标签外面涂上一层蜡来保护。

3. 固体试剂的取用

（1）粉末状固体的取用。往容器里装入粉末状固体时，用量较多且容器口径大者，可选大号药匙；用量较少或容器口径小者，可选用小号药匙，并尽量送入容器底部。

由于粉末状试剂容易散落或沾在容器口和容器壁上，在取用时，可将其倒在折成槽形的纸条上，再将容器平置，使纸槽沿器壁伸入底部（如图2-1所示），竖起容器并轻抖纸槽，试剂便落入器底。

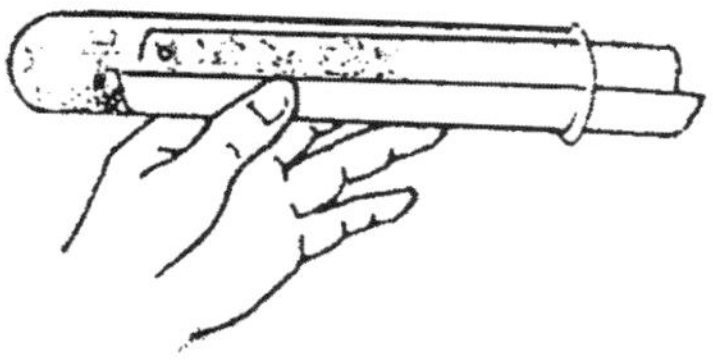

（2）块状固体的取用。取用块状固体时一般使用镊子。镊子在送入容器内时，务必先使容器倾斜，使之沿器壁慢慢滑入器底。取用试剂的镊子或药匙用后需清洗并用滤纸擦拭干净或烘干，以备再次使用，避免污染试剂。

图2-1　往试管中加入粉末状固体

（3）药匙的使用方法。药匙在使用时，用右手拇指和中指捏住药匙，药匙的一端顶住掌心，用食指轻轻敲打药匙使固体倾出。若实验中无规定剂量时，所取试剂量以刚能盖满试管底部为宜。多取的试剂不能放回原瓶，也不能随意丢弃，应放在指定容器中供他人或下次使用。有毒药品必须在教师指导下取用。

4. 液体试剂的取用

从细口瓶中取试剂时，将其瓶塞取下，倒置于实验台上或置放在洁净的表面皿中，用左手拿住容器，右手握住试剂瓶，让试剂瓶的标签向着手心（如图2-2a所示），倒出所需量的试剂。倒完后，应将试剂瓶口在容器上靠一下，再使瓶子垂直，以免液滴沿外壁流下而腐蚀试剂瓶标签。将液体从试剂瓶中倒入烧杯中时，亦可用右手握住试剂瓶，左手拿玻璃棒，使棒的下端斜靠在烧杯中，将瓶口靠在玻璃棒上，让液体沿玻璃棒往下流（如图2-2b所示）。

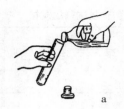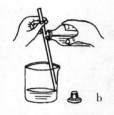

a. 往试管中加入液体；b. 往烧杯中加入液体

图2-2　液体试剂的取用

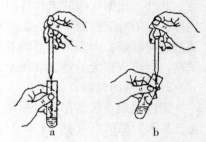

a. 正确；b. 不正确

图2-3　向试管中滴加液体

从滴瓶中取用少量试剂时，只能把滴管头放在试管口上方，严禁将滴管伸入试管内，以免弄脏管尖而把杂质带回到试剂瓶中（如图2-3b所示）；也不可将滴管横置或倒立，以防液体试剂进入胶头而使胶头受腐蚀或将胶头里的杂质带进试液。取用时首先提起滴管，使管口离开液面，用手指捏紧滴管上部的橡皮头排去空气，再把滴管伸入试剂瓶中吸取试剂。滴瓶上的滴管必须与滴瓶配套使用，不能用来移取其他试剂瓶中的试剂，滴管从滴瓶中取出后，用毕立即放回滴瓶中，切忌将滴管插错滴瓶。如果不慎插错，应立即报告老师，以防被污染的试剂被他人错用。

取用酸碱等腐蚀性的试剂时，应特别小心，不要让其滴到桌面或沾到皮肤、衣服上。万一触及皮肤，可用大量清水冲洗，严重的应立即就医。

四、量筒的使用

量筒是用来量取液体体积的一种玻璃仪器，一般规格以所能度量的最大容量（mL）表示，常用的有10 mL、20 mL、25 mL、50 mL、100 mL、250 mL、500 mL、1000 mL等多种规格。在量液体时，要根据所量的体积来选择大小恰当的量筒，因量筒外壁刻度都是以mL为单位，量筒越大，管径越粗，其精确度越小，由视线的偏差所造成的读数误差也越大。所以，实验中应根据所取溶液体积，尽可能选用能一次量取的最小规格的量筒，否则分次量取会引起较大误差。如量取90 mL液体，应选用100 mL量筒一次量取，而不能用10 mL量筒量取9次。读数时应把量筒垂直平稳地放在桌面上（如图2-4所示），注入液体后，等待1～2 min，使附着在内壁上的液体流下来，视线与量筒内液体的凹液面的最低处保持水平，读出所取液体的体积数。否则，俯视或仰视量筒会导致读数偏高或偏低。

用量筒量取液体试剂时，左手拿量筒，右手持试剂瓶，把瓶塞倒放在桌面上，标签向着手心，防止试剂污染或腐蚀标签。瓶口要紧靠量筒口注入液体，倒完后，一定要将试剂瓶口在量筒口上靠一下，以免遗留在瓶口的试剂沿着试剂瓶流到外壁（如图2-5所示），腐蚀试剂瓶标签。取用后立即盖好试剂瓶的瓶塞，把试剂瓶放回原处，且使瓶上的标签朝外。注意：量筒不能用作反应容器，不能加热，也不能盛放热的液体。

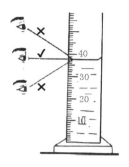

图2-4 量筒的正确读数方法

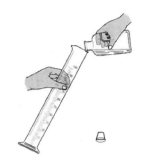

图2-5 向量筒中装入液体的操作

五、托盘天平的使用

托盘天平的结构如图2-6所示，在实验室中常用托盘天平来粗称物体的质量，精确度不高，一般能称准至0.1 g。

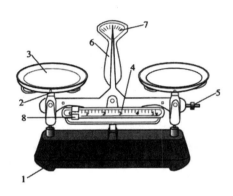

1. 底盘；2. 托盘架；3. 托盘；4. 标尺；5. 平衡螺母；6. 指针；7. 分度盘；8. 游码

图2-6 托盘天平结构

托盘天平在称量前，先将游码拨到标尺左端的零刻度线处，观察指针是否在标尺中央，如不在标尺中央可调节横梁右端的平衡螺母（若指针指在分度盘的左侧，应将平衡螺母向右调；反之，向左调），使指针指在分度盘中线处，此时称为托盘天平的"零点"。称量时，将被测量的物体放左盘，砝码放右盘。加砝码顺序先大后小，加减到5 g以下的质量时，可以移动游码。直至指针停到"零点"，表示两边质量相等。称量的物体质量等于右盘上砝码的克数再加上游码尺上所指的克数，即结果 = 砝码质量 + 游码所对刻度值。例如：某学生用托盘天平称取碳酸钠固体，称量时碳酸钠固体放在左盘，砝码放在右盘，当天平平衡时，砝码质量为5.0 g，游码所对刻度值为0.3 g，则所称取碳酸钠固体的实际质量为5.3 g。托盘天平用完后将砝码放回盒中，将游码复原至零刻度线。

实验者取用砝码时，必须注意使用镊子夹取砝码，切勿用手直接拿砝码，以免弄脏、腐蚀砝码后使质量失准。

六、密度计的使用

密度计的应用非常广泛，主要用来测量液体的密度。它有两类：一类用于测量密度大于水的液体，称为重表；另一类用于测量密度小于水的液体，称为轻表。测定时应根据液体密度的不同来选用适当的密度计。密度计是用密封的玻璃管制成的，构造如图 2－7 所示。AB 段的外径均匀，是用来标刻度线的部分，BC 段做成内径较大的玻璃泡，CD 段的玻璃管做得又细又长，最下端的玻璃泡 E 内装有许多密度很大的小弹丸（如铅丸）或水银等。

测定液体密度时，先将混合均匀的被测溶液沿筒壁徐徐注入适当容积的洁净量筒中，注意避免引起泡沫，将干燥的密度计慢慢放入容器中（不可突然放入，以免影响读数的准确或打碎密度计）。为了使密度计不与量筒接触，在浸入时，应该用手扶住密度计的上端，等到它完全稳定为止。待密度计静止后，再轻轻按下少许，然后待其自然上升，静止并无气泡冒出后，从水平位置读取与液平面相交处的刻度值，如图 2－8 所示。同时用温度计测量溶液的温度，如测得温度不是标准温度，应对测量值加以校正。测完后，用水将密度计冲洗干净，用滤纸擦干，放回盒中。

图 2－7　密度计结构　　　　　　　　图 2－8　密度计的使用

七、温度计的使用

普通温度计一般用玻璃制成，下端的水银球（或酒精球）与上面一根内径均匀的厚壁毛细管相连通，管壁刻有表示温度的刻度。分度为 1 ℃（或 2 ℃）的温度计一般可估计到 0.1 ℃（或 0.2 ℃）的读数，分度为 0.1 ℃ 的温度计可估计到 0.01 ℃ 的读数。

每支温度计都有一定的测温范围，通常以能测量的最高温度来表示，如 150 ℃、250 ℃ 等，假如用石英代替玻璃制成温度计，可测至 620 ℃。任何温度计都不允许测量超过它的最高刻度的温度。

温度计的水银球玻璃壁很薄，容易破碎，使用时要轻拿轻放，更不可用来当搅拌棒使用。当测量液体温度时，要使水银球完全浸在液体中，注意勿使水银球接触容器的底部或器壁，浸入被测液体后要稍等一会儿，待温度计的示数稳定后再读数，读数时，温度计不要离开被测物体，且视线应与温度计内的液面相平。刚测量过高温的温度计切不可立即用冷水冲洗，否则会使温度计炸裂损坏。

温度计一旦被打破，应小心收集洒出的水银，然后用硫黄粉将洒过水银的桌面和地面覆盖，防止造成水银慢性中毒。

（刘辰鹏）

 第四节　有机化学实验的常用仪器和装置

一、普通玻璃仪器

常用的有机化学普通玻璃仪器如图 2−9 所示。

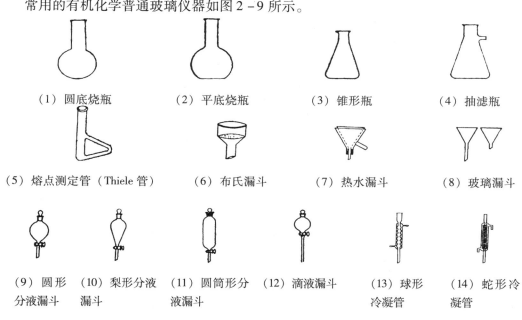

（1）圆底烧瓶　　　　（2）平底烧瓶　　　　（3）锥形瓶　　　　（4）抽滤瓶

（5）熔点测定管（Thiele 管）　　（6）布氏漏斗　　（7）热水漏斗　　（8）玻璃漏斗

（9）圆形分液漏斗　（10）梨形分液漏斗　（11）圆筒形分液漏斗　（12）滴液漏斗　（13）球形冷凝管　（14）蛇形冷凝管

图 2−9　普通玻璃仪器

化学实验用的玻璃仪器一般由钾玻璃制成，使用时要轻拿轻放。除试管、烧杯和各种烧瓶以外，不能用灯焰直接加热（烧杯、烧瓶加热要垫石棉网）。厚壁玻璃仪器如抽滤瓶，耐压不耐热，不能加热。锥形瓶不耐压，不能用于减压系统。广口瓶用于盛固体药品，不能贮放有机溶剂。温度计不能当玻璃棒使用。带旋塞的玻璃仪器长时间不用时，在旋塞和磨口之间衬垫一张小纸条，以防粘住。如已粘住，可在塞子四周滴上机油，再用电吹风吹热或微火慢慢加热，待外层玻璃受热膨胀，而内部旋塞还未膨胀时，用手旋转或用木板轻敲塞子，使之松开。如果是碱性物质或尘土使旋塞粘住，一般将仪器放在水中煮沸后，再用木板敲打，但不可用力过猛，以免仪器破裂。

二、标准磨口玻璃仪器

在有机化学实验中，为了防止有机物对连接仪器所用的橡胶导管、胶塞溶解或腐蚀而造成反应物或生成物的污染，常使用带标准磨口的玻璃仪器，简称标准口玻璃仪器。它比普通玻璃仪器优越，只是价格较贵，使用时要小心仔细。标准口玻璃仪器常用的有以下几种（如图 2 - 10 所示）。

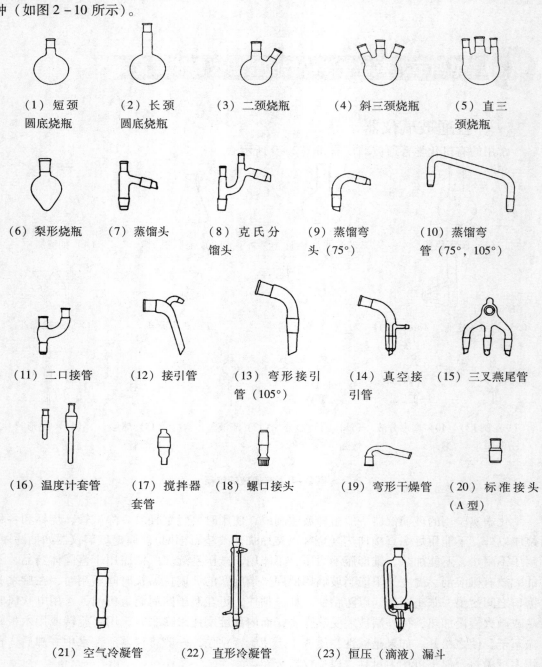

（1）短颈
圆底烧瓶

（2）长颈
圆底烧瓶

（3）二颈烧瓶

（4）斜三颈烧瓶

（5）直三
颈烧瓶

（6）梨形烧瓶

（7）蒸馏头

（8）克氏分
馏头

（9）蒸馏弯
头（75°）

（10）蒸馏弯
管（75°，105°）

（11）二口接管

（12）接引管

（13）弯形接引
管（105°）

（14）真空接
引管

（15）三叉燕尾管

（16）温度计套管

（17）搅拌器
套管

（18）螺口接头

（19）弯形干燥管

（20）标准接头
（A 型）

（21）空气冷凝管

（22）直形冷凝管

（23）恒压（滴液）漏斗

图 2 - 10　有机化学实验制备用的标准磨口玻璃仪器

标准磨口玻璃仪器的磨口，采用国际通用的 1/10 锥度。磨口每长 10 个单位，小端直径比大端直径缩小 1 个单位，即轴向长度 $H = 10$ mm 时，锥体大端直径和小端直径之差 $D - d = 1$ mm，锥体的半锥角为 $2°51'45''$（如图 2-11 所示）。

由于磨口的标准化、通用化，凡属相同号码的接口可以任意互换，可按需要组装各种形式的实验装置。

常用标准磨口有 10、14、19、24、29、34 等多种。如"14"即表示磨口大端的直径为 14 mm。各类仪器的编号因厂而异。

使用标准磨口仪器时需注意以下几点。

（1）磨口必须保持洁净，不能沾有灰尘和沙粒，否则磨口不能紧密连接，而且还会损坏磨口，影响精密度。

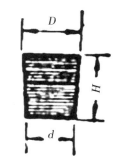

图 2-11 锥形标准磨口

（2）仪器用毕，立即拆卸洗净，各个部件分开存放，否则，放置太久，磨口之间会发生黏结，很难拆开。

（3）常压下使用磨口仪器，一般不需要涂润滑脂，以免溶入反应产物。如果用来处理盐类溶液或强碱性物质，则要在磨口表面涂上一薄层润滑脂，以免溶液蒸发后析出固体或因碱腐蚀生成硅酸钠，使磨口黏结，无法拆开。为了保证气密性，减压蒸馏时磨口必须涂上润滑脂。

（4）安装仪器时，要注意使磨口连接处不受歪斜压力，以免仪器破裂。

（5）洗涤磨口时，避免用泥灰、去污粉等擦洗。

三、有机化学实验常用装置

有机化学实验常用装置如图 2-12 至图 2-20 所示。

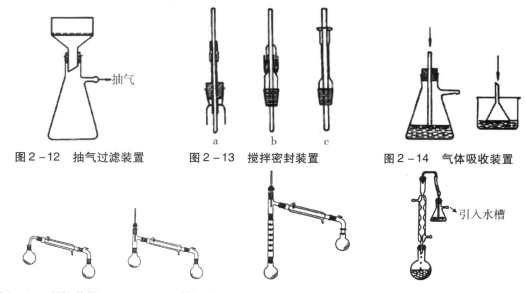

图 2-12 抽气过滤装置 图 2-13 搅拌密封装置 图 2-14 气体吸收装置

图 2-15 粗馏装置 图 2-16 精馏装置 图 2-17 分馏装置 图 2-18 回流装置

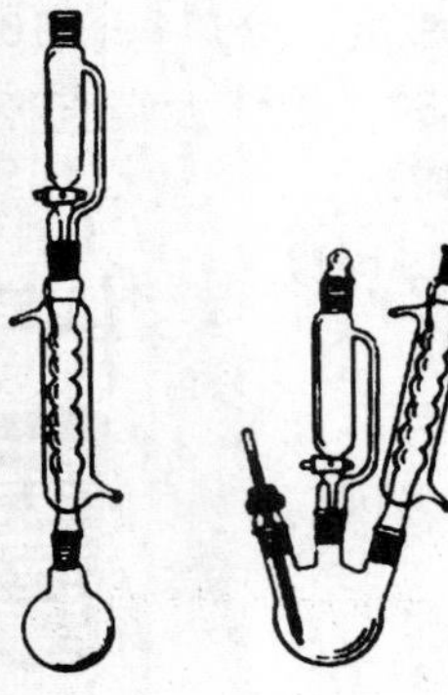

图2-19 回流滴加装置

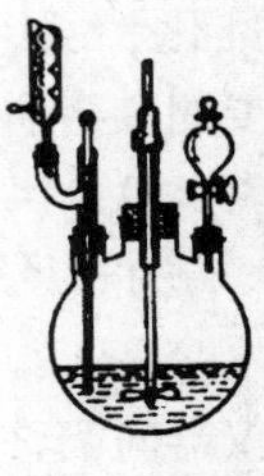

图2-20 机械搅拌装置

（白丽丽）

第五节 加热、干燥和冷却

一、加热

很多有机化学反应在室温下很难进行或反应很慢。为加快反应速率，常需要在加热的条件下进行。此外，有机化学实验中的基本操作如重结晶、提取、回流、蒸馏、升华等都要用到加热。

加热可以分为直接加热和间接加热。直接加热包括酒精灯加热、电热包加热、封闭电炉加热等，其特点是加热不均匀、温度波动大、不易控制、安全性较差。直接加热常用于不需要搅拌，且无低沸点溶剂的情况下。间接加热包括水浴、油浴、空气浴加热等，其特点是加热均匀、温度波动小、易于控制、安全性较高。有机溶剂的沸点较低、易挥发、易燃烧，对人体都有不同程度的毒性，因此，从安全的角度考虑，有机化学实验中涉及的绝大多数加热操作（以水为溶剂除外）都必须将有机溶剂置于烧瓶中，采用浴液间接加热（回流），以避免事故的发生。

实验室中，烧杯、试管、烧瓶、蒸发皿、坩埚等常作为加热的容器，它们可以承受一定的温度，但不能骤热和骤冷。因此，加热前应将仪器的外壁擦干。加热后不能突然与水或潮湿物接触。

（一）实验室常用热源的种类

1. 酒精灯

酒精灯的构造如图2-21所示，其加热温度为400～500 ℃。灯焰分为外焰、内焰和焰心三部分，如图2-22所示。

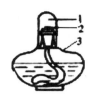

1. 灯帽；2. 灯芯；3. 灯壶

图2-21　酒精灯的构造

1. 外焰；2. 内焰；3. 焰心

图2-22　酒精灯的灯焰

使用酒精灯时，首先要检查灯芯，将灯芯烧焦和不齐的部分修剪掉，再用漏斗向灯壶内添加酒精，加入的酒精量不能超过总容量的2/3。加热时，要用灯焰的外焰加热。熄灭时要用灯帽盖灭，不能用嘴吹灭。使用酒精灯时还需注意，酒精灯燃烧时不能添加酒精，不要用燃烧的酒精灯去点燃另一盏酒精灯。

2．酒精喷灯

座式酒精喷灯构造如图2-23所示，加热温度为800～1 000 ℃。使用座式酒精喷灯时，首先用探针疏通酒精蒸气出口，再用漏斗向酒精壶内加入工业酒精，酒精量不能超过容积的2/3，然后在预热盘中注入少量酒精，点燃，以加热灯管。为使灯管充分预热，可重复进行多次。待灯管充分预热后，在灯管口上方点燃酒精蒸气，旋转空气调节器调节空气孔的大小，即可得到理想的火焰。停止使用时，用石棉网盖灭火焰，也可旋转调节器熄火。使用时，必须使灯管充分预热，否则酒精不能完全气化，会有液体酒精从灯管口喷出形成"火雨"，容易引起火灾。座式酒精喷灯连续使用时间不能超过30 min，如需使用较长时间，到半小时的时候应先暂时熄灭喷灯，冷却，添加酒精后再继续使用。

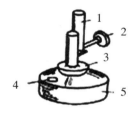

1. 灯管；2. 空气调节器；3. 预热盘；4. 铜帽；5. 酒精壶

图2-23　座式酒精喷灯

3．常用电热源

根据需要，实验室还常用电炉、马弗炉、管式炉、电加热套等电器进行加热。管式炉的最高使用温度为900 ℃左右，马弗炉为900 ℃（镍铬丝）和1 300 ℃（铂丝），电炉为900 ℃左右，电加热套为450～500 ℃。使用这些电热源时，一般可以通过调节电阻来控制所需温度。

（二）加热方法

1．直接加热法

加热试管中的液体：用试管夹夹在试管的中上部，试管略倾斜，管口向上，不能对着自己或别人。先加热液体的中上部，再慢慢下移，然后不时地上下移动，使液体各部分受热均匀，否则容易引起爆沸，使液体冲出。试管中的液体量不得超过试管容积的 1/2，如图 2-24 所示。

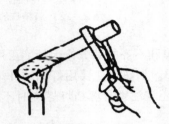

图 2-24　加热试管中的液体

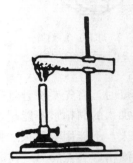

图 2-25　加热试管中的固体

加热试管中的固体：先将块状或粒状固体试剂研细，再用纸槽或角匙装入硬质试管底部，装入量不能超过试管容量的 1/3，然后铺平，管口略向下倾斜，以免凝结在管口的水珠倒流到灼热的试管底部，使试管炸裂。加热时，先来回将整个试管预热，一般灯焰从试管内固体试剂的前部缓慢向后部移动，然后在有固体物质的部位加强热量，如图 2-25 所示。

加热烧杯和烧瓶中的液体：将盛有液体的烧杯或烧瓶放在石棉网上加热，以免因受热不均使玻璃仪器破裂，如图 2-26 所示。

灼烧坩埚中的固体：在高温加热固体时，一般把固体放在坩埚中灼烧。开始时，火不要太大，使坩埚均匀地受热，然后加大火焰，用氧化焰将坩埚灼烧至红热。灼烧一定时间后，停止加热，在泥三角上稍冷却后，用已预热的坩埚钳夹住放在干燥器内，如图 2-27 所示。

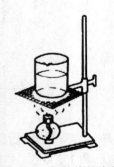

图 2-26　加热烧杯中的液体

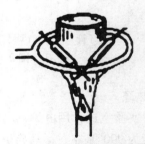

图 2-27　灼烧坩埚中的固体

2. 间接加热法

在有机化学反应中为避免加热不均匀和局部过热，经常使用下列热浴法来进行间接加热。

（1）水浴加热。当被加热物质要求受热均匀，而温度不超过 80 ℃时，可采用水浴加热。即利用受热的水对受热仪器和物质进行加热（勿使容器触及水浴底部）。常选用适当大小的水浴锅（水浴锅内盛水量不超过容积的 2/3），用铜圈支承被加热的仪器。也可以用大烧杯代替水浴锅。电热恒温水浴锅可根据需要自动控制恒温。使用时必须先加好水，锅内水位应保持在 2/3 高度处（严禁水位低于电热管），然后再通电，可在 100 ℃范围内选择恒定温度。图 2 - 28 为两孔电热恒温水浴槽。

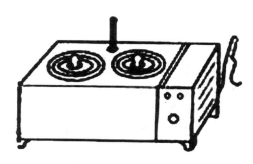

图 2 - 28　电热恒温水浴槽

（2）油浴加热。油浴适用于 250 ℃以内的加热油浴锅，也可用大烧杯代替，常用的油浴加热介质有甘油、植物油、液体石蜡、硅油等。

液体石蜡油浴常用于 150 ℃以下的加热。当加热温度高于 150 ℃时，液状石蜡油会发烟且很快变黑。因此，当该法和电磁搅拌集成时，加热温度最好不要超过 100 ℃。在无水的操作时，液体石蜡油浴常用于代替水浴进行加热。植物油、甘油、邻苯二甲酸二正丁酯可代替液状石蜡油，但是稳定性要差些。

硅油是无色、无味、无毒的难挥发液体，属于聚硅氧烷类高分子化合物，它在 300 ℃时长时间加热而不变黑且不发烟。用硅油浴加热时可以直接观察到受热体系内的变化，常用于 150 ~ 300 ℃的长时间加热。因此它是专业有机合成实验室中最安全、最常用的导热介质。但其缺点是价格昂贵。此外，硅油可用真空泵油代替，但加热温度不要超过250 ℃。

油浴常用于浸入其中的电热管加热。电热管常与控温仪、电磁搅拌器集成在一起，就形成具有搅拌、自动加热和自动控温功能的装置，特别适合于液体的普通蒸馏、减压蒸馏和分馏、封闭体系内进行的无水反应。

（3）砂浴加热。当加热温度达数百度以上时往往使用砂浴。砂浴是一个铺有一层均匀细砂的铁盘，将被加热仪器埋入砂中，如图 2 - 29 所示。在铁盘下加热，液体就间接受热。但是砂浴中砂的热传导能力差而散热快，使得砂浴温度上升慢且不易控制，因而使用不广。

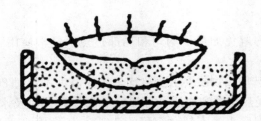

图 2-29 砂浴加热

当物质在更高的温度下加热时，还可使用金属（合金）浴、熔融盐浴等。如等质量的硝酸钾和硝酸钠，218 ℃熔化，700 ℃以下是稳定的。需要注意的是，由于浴温高，要避免浴液溢出和飞溅，以免引起严重的烧伤。

二、物质的干燥

干燥是除去固体、液体或气体中含有的少量水分或少量有机溶剂的物理化学过程。如在进行有机物波谱分析、定性或定量分析以及测定物理常数时，往往要求预先干燥，否则测定结果不准确。液体有机物在蒸馏前也要干燥，否则沸点前馏分较多，产物损失，甚至沸点也不准确。此外，许多有机反应需要在无水条件下进行，因此，溶剂、原料和仪器等均要干燥。

干燥的方法可分为物理方法和化学方法。物理方法有加热、冷冻、真空干燥、分馏、共沸、蒸馏及分子筛吸附等；在实验室中常用化学干燥法，化学方法有干燥剂脱水法。干燥剂是能与水可逆地结合成水合物或与水发生化学反应生成其他化合物的物质，达到干燥去水的目的。化学实验室中常用的干燥剂见表 2-2。

表 2-2 化学实验室中常用的干燥剂

干燥剂	酸碱性	应用范围	备 注
$CaCl_2$	中性	烷烃、卤代烃、烯烃、酮、醚、硝基化合物、中性气体、氯化氢	吸水量大，作用快，但效力不高；常含有碱性杂质 CaO；不适用对醇、胺、氨、酚、酸等的干燥
Na_2SO_4	中性	同 $CaCl_2$ 及其不能干燥的物质	吸水量大，作用慢，效力低
$MgSO_4$	中性	同 Na_2SO_4	比 Na_2SO_4 作用快，效力高
$CaSO_4$	中性	烷、醇、醚、醛、酮、芳香烃等	吸水量小，作用快，效力高
K_2CO_3	强碱性	醇、酮、酯、胺、杂环等碱性物质	不适用于酚、酸类化合物
NaOH/KOH	强碱性	胺、杂环等碱性物质	不适用于酸性物质，作用快速有效

（续上表）

干燥剂	酸碱性	应用范围	备　注
$CaCl_2$	中性	烷烃、卤代烃、烯烃、酮、醚、硝基化合物、中性气体、氯化氢	吸水量大，作用快，但效力不高；常含有碱性杂质 CaO；不适用对醇、胺、氨、酚、酸等的干燥
CaO	碱性	低级醇、胺	作用慢，效力高，干燥后液体需蒸馏
金属钠		烃中痕量水、醚、三级胺	不适用于醇、卤代烃等，作用快速有效
浓硫酸	强酸性	脂肪烃、烷基卤代物	不适用于醇、烯、醚及碱性化合物，效力高
P_2O_5	酸性	醚、烃、卤代烃、腈中痕量水、酸性物质、CO_2等	不适用于醇、酮、碱性化合物、HCl、HF 等，效力高，吸收后需蒸馏分离
分子筛	—	有机物	作用快，效力高，可再生使用
硅胶	—	吸潮保干	不适用于 HF

使用干燥剂时要注意以下几点。

（1）干燥剂与水的反应为可逆反应时，反应达到平衡需要一定时间。因此，加入干燥剂后，一般至少要两个小时或更长一点的时间后才能获得较好的干燥效果。因反应可逆，不能将水完全除尽，故干燥剂的加入量要适当，一般为溶液体积的5%左右。当温度升高时，这种可逆反应的平衡向脱水方向移动，所以在蒸馏前，必须将干燥剂滤除，否则被除去的水将返回到液体中。另外，若把盐倒（或留）在蒸馏瓶底，受热时会发生迸溅。

（2）干燥剂与水的反应为不可逆反应时，蒸馏前不必滤除。

（3）干燥剂只适用于干燥少量水分。若水的含量大，干燥效果不好。为此，萃取时应尽量将水层分净，这样干燥效果好，且产物损失少。

常用干燥剂的种类很多，如表2-2所示，选用时必须注意下列几点。

（1）干燥剂与有机物应不发生任何化学变化，对有机物亦无催化作用。

（2）干燥剂应不溶于有机液体中。

（3）干燥剂的干燥速度快，吸水量大，价格便宜。

（一）气体的干燥

在有机实验中常用的气体有 N_2、O_2、H_2、Cl_2、NH_3、CO_2等，常带有酸雾、水气和其他杂质，必须根据气体及所含杂质的种类、性质合理选择吸收剂、干燥剂，进行净化和干燥处理。干燥气体时常用的仪器有干燥管、干燥塔、U 形管、各种洗气瓶（用来盛液体干燥剂）。干燥气体常用的干燥剂如表2-3所示。

表2-3　用于气体干燥的干燥剂

干燥剂	可干燥的气体
CaO、碱石灰、NaOH、KOH	NH_3 及胺类
无水 $CaCl_2$	H_2、HCl、CO_2、CO、SO_2、N_2、O_2、低级烷烃、醚、烯烃、卤代烃
P_2O_5	H_2、O_2、CO_2、SO_2、N_2、烷烃、乙烯
浓 H_2SO_4	H_2、N_2、CO_2、Cl_2、HCl、烷烃
$CaBr_2$、$ZnBr_2$	HBr

（二）液体的干燥

液体有机物中含有较多的水分时常会出现分层，首先要将可见的水层除去，然后再对其进行干燥。干燥温度、干燥时间、干燥剂用量对干燥效果有重要影响。可先用吸水量大、价格低廉的干燥剂作初步干燥，尽可能除净有机液体中的水，然后将液体置于锥形瓶中，加入适量的、颗粒大小适中的干燥剂，塞紧瓶口，不断地振摇，振摇后长时间放置，最后分离。当浑浊液体变为澄清，干燥剂不再黏附在容器壁上，振摇容器时液体可自由飘移时，表示水分已基本除去。有些液体有机物也可用分馏或形成共沸混合物的方法除去水分。

（三）固体的干燥

1. 自然干燥

对于在空气中稳定不吸潮或含有易燃易挥发溶剂的固体，可将其放在干燥洁净的表面皿或其他仪器上，在空气中慢慢晾干。

2. 加热干燥

对于熔点较高且遇热不分解的固体，可将其放于表面皿中，用恒温烘箱或红外灯烘干。有时把含水固体放在蒸发皿中，先用水浴法或在石棉网上直接加热，再用烘箱烘干。

3. 干燥器干燥

对于易吸潮、分解或升华的固体，可在干燥器中干燥。干燥器的类型有普通干燥器、真空干燥器和真空恒温干燥器。干燥器也可用来干燥、保存化学品。

普通干燥器一般用于保存易吸潮的物质，但干燥效率不高，干燥所需时间较长。普通干燥器是有磨口的厚质玻璃器具，磨口上涂有凡士林，使之密闭。里面有一个多孔瓷板，下面放置干燥剂，上面放置盛有待干燥样品的表面皿等。开启干燥器时如图2-30a所示，左手按住干燥器的下部，右手按住盖子上的圆顶，向左前方推开干燥器盖，取下后，磨口向上，放在实验台上安全的地方，左手放入或取出仪器。加盖时，也应拿住盖上圆顶，推着盖好。移动干燥器时如图2-30b所示，应该用两手的拇指同时按住器盖，防止其滑落打碎。

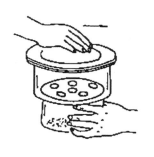 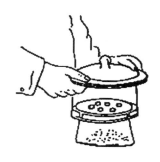

　　　　a. 开启　　　　　　　　　　　　　　b. 搬运

图 2 - 30　干燥器的使用

　　真空干燥器的干燥效果比普通干燥器要好。真空干燥器是普通干燥器上加玻璃活塞，用于抽真空。使用时，真空度不宜过高，一般用水泵抽气。启盖前，必须先慢慢放入空气，然后再启盖。

三、物质的冷却

　　在有机化学反应中，常常为了增加反应中间体的稳定性，减少副反应，要快速地除去反应中放出的大量的热，便需要冷却。为了减少易挥发物的损失，在升华、蒸馏和回流过程中冷却是必不可少的。为了减少固体有机物在溶剂中的溶解度，也常用到冷却。可根据不同的要求，选用以下几种合适的冷却方法。

（一）风冷却和冰水冷却

　　对于要求不高的冷却可将热的液体在空气中放置一段时间，使其自然冷却至室温。当进行快速冷却时，可将盛有液体的仪器用鼓风机吹风冷却，或放在冷水流中冲淋，或把容器浸在冷水中，交换走热量。也可用水和碎冰的混合物作冷却剂，其冷却效果比单用冰块好，可冷却至 0～5 ℃，因为冰水混合物与容器的器壁充分接触，如果水不影响反应进行时，也可把碎冰直接投入反应器中，以便更有效地保持低温。

（二）冷冻剂冷却

　　当需要使液体的温度低于 0 ℃时，可使用冷冻剂冷却。常用的冷冻剂有冰盐（温度可降至 -20 ℃），气体冷却剂如干冰（温度可降至 -78 ℃）、液氮（温度可降至 -190 ℃）等。注意：温度低于 -38 ℃时，不能使用水银温度计，应改用内装有机液体的低温温度计。

1. 冰盐冷却

　　要在 0 ℃以下进行操作时，常用按不同比例混合的碎冰和无机盐作为冷却剂。例如：普通常用的食盐与碎冰的混合物（30∶100），其温度可由 0 ℃降至 -21.3 ℃。但在实际操作中温度约为 -18～-5 ℃。需把盐研细，把冰砸成小碎块，按上述比例将食盐均匀撒布在碎冰上，这样冰冷效果才好。

　　除上述普通冰盐浴外，其他盐类与冰混合也可作为冷却剂使用，见表 2 - 4。

表 2 - 4　盐与冰组成的冷却剂

盐	100 g 冰对应的盐用量/g	冰盐点/ ℃
$CaCl_2$	42.2	-55.0
$CaCl_2 \cdot 6H_2O$	41.0	-9.0
$CaCl_2 \cdot 6H_2O$	82.0	-21.5
$CaCl_2 \cdot 6H_2O$	100.0	-29.0
$CaCl_2 \cdot 6H_2O$	125.0	-40.3
$CaCl_2 \cdot 6H_2O$	150.0	-49.0
$CaCl_2 \cdot 6H_2O$	500.0	-54.0
$CaCl_2 \cdot 6H_2O$	143.0	-55.0
$FeCl_2$	49.7	-55.0
$MgCl_2$	27.5	-33.6
$NaCl$	30.4	-21.2
$(NH_4)_2SO_4$	62.0	-19.0
$NaNO_3$	59.0	-18.5
NH_4NO_3	50.0	-17.0
NH_4Cl	25.0	-15.0
KCl	30.0	-11.0
$MgSO_4$	23.4	-3.9
KNO_3	13.0	-2.9
Na_2CO_3	6.3	-2.1
K_2SO_4	6.5	-1.6
NH_4Cl	29.7	-15.8
$ZnSO_4$	37.4	-6.6
$ZnCl_2$	108.3	-62.0
K_2CO_3	65.3	-36.5
$NaOH$	23.5	-28.0
KOH	47.1	-65.0

2. 气体冷却剂

　　干冰就是固态的二氧化碳，通常呈块状，在 -78.5 ℃下吸热升华成气态，主要用作冷冻剂和冷却剂，并应将这种冷却剂放在杜瓦瓶（广口保温瓶）中或其他绝热效果好的容器中，以保持其冷却效果。过量的干冰和某些液体混合，在标准大气压下能产生如表 2 - 5 所示的低温。

表 2 – 5 基于干冰的冷却剂

序号	液体名称	冷却温度／℃
1	二甘醇二乙醚 + 干冰	− 52.0
2	二氯乙烷 + 干冰	− 60.0
3	乙醇（85.5%） + 干冰	− 68.0
4	乙醇 + 干冰	− 72.0
5	三氯化磷 + 干冰	− 76.0
6	氯仿 + 干冰	− 77.0
7	乙醚 + 干冰	− 78.0
9	丙酮 + 干冰	− 86.0
10	干 冰	− 78.5

　　液氮是优良的冷却剂，但使用时一定要注意安全，特别是温度、压力的变化。通过把液氮小心地加到不断搅拌的某种有机溶剂中来调配呈冰激凌状的液氮雪泥浴，同时用玻璃棒搅拌能避免液氮雪泥浴局部固化。液氮雪泥浴能实现的温度范围如表 2 – 6 所示，从 − 196 ～ 13 ℃。一般在使用杜瓦瓶能达到较好保温条件的情况下，液氮雪泥浴可维持数个小时。但如果反应需要维持更长时间的低温比如需要过夜反应时，有必要使用制冷机、循环冷凝机或冰箱等机械制冷手段来维持长时间的低温。液氮雪泥浴特别适用于给反应溶剂脱气和减压蒸馏时馏分的冷凝收集。使用时，工作人员必须佩戴保暖手套，以防止冻伤。

表 2 – 6 液氮雪泥浴温度范围

溶剂	温度／℃	溶剂	温度／℃	溶剂	温度／℃	溶剂	温度／℃
对二甲苯	13	乙酸乙酯	− 84	乙腈	− 41	丙基碘	− 101
1，4 – 二氧六环	12	正己基溴	− 85	吡啶	− 42	丁基碘	− 103
环己烷	6	甲基乙基酮	− 86	溴化苄	− 43	环己烷	− 104
苯	5	丙烯醛	− 88	环己基溴	− 44	叔丁基胺	− 105
甲酰胺	2	戊基溴	− 88	氯苯	− 45	异辛烷	− 107
苯胺	− 6	正丁醇	− 89	间二甲苯	− 47	1 – 硝基丙烷	− 108
乙二醇	− 10	叔丁醇	− 89	正丁基胺	− 50	碘乙烷	− 109
环庚烷	− 12	异丙醇	− 89	乙酸苄酯	− 52	丙基溴	− 110
苯甲酸甲酯	− 12	硝基乙烷	− 90	正辛烷	− 56	二硫化碳	− 110
苯甲腈	− 13	庚烷	− 91	氯仿	− 63	丁基溴	− 112

（续上表）

溶剂	温度/℃	溶剂	温度/℃	溶剂	温度/℃	溶剂	温度/℃
苯甲醇	-15	醋酸正丙酯	-92	碘甲烷	-66	乙醇	-116
炔丙醇	-17	2-硝基丙烷	-93	叔丁基胺	-68	异戊醇	-117
邻二氯苯	-18	环戊烷	-93	三氯乙烯	-73	溴乙烷	-119
四氯乙烷	-22	乙苯	-94	乙酸异丙酯	-73	氯丙烷	-123
四氯化碳	-23	己烷	-94	2-甲基异丙基苯	-74	丁基氯	-123
间二氯苯	-25	甲苯	-95	4-甲基异丙基苯	-73	乙醛	-124
硝基乙烷	-29	异丙苯	-97	乙酸丁酯	-77	甲基环己烷	-126
邻二甲苯	-29	甲醇	-98	醋酸异戊酯	-79	正丙醇	-127
溴苯	-30	乙酸甲酯	-98	丙烯腈	-82	正戊烷	-131
碘苯	-31	乙酸异丁酯	-99	正己基氯	-83	1,5-己二烯	-141
间甲基苯胺	-32	戊基溴	-99	丙胺	-83	异戊烷	-160

3. 低温浴槽

低温浴槽（循环冷凝机）是一种机械制冷手段。其冰室口向上，蒸发面用筒状不锈钢槽代替，内装酒精，外设压缩机循环氟利昂制冷。压缩机产生的热量可用水冷或风冷散去。可装外循环泵，使冷酒精与冷凝器连接循环。还可装温度计等指示器。反应瓶浸在酒精液体中。适于 -70～30 ℃范围内的反应使用，如图 2-31 所示。

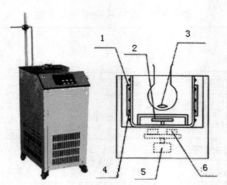

1. 冷却管；2.（槽内）搅拌子；3.（试料瓶）搅拌子；4. 加热器；5. 电机；6. 磁铁

图 2-31　低温浴槽结构

4. 回流冷凝

许多有机化学反应需要使反应体系在较长时间内保持沸腾才能完成。为了防止反应体系中的溶剂以蒸气逸出，常用回流冷凝装置，使蒸气不断地在冷凝管中冷凝成液体，返回反应器中。冷凝管中的冷却剂一般是水，特殊的反应体系可以连接低温浴槽，使用冷却的低温乙醇作为冷却剂。

（王烁今）

 # 第六节　容量分析仪器的使用

滴定分析法，也称为容量分析法，是将一种已知准确浓度的标准溶液滴加到被测物质的溶液中，直到所加的标准溶液与被测物质按化学计量关系定量反应完全为止，根据所加入标准溶液的浓度和体积，计算被测组分的含量。溶液体积的精密测量，是滴定分析的重要操作，是获得良好分析结果的重要因素，因此，必须了解如何正确使用容量分析仪器。

常用的容量分析仪器有滴定管、移液管、吸量管和容量瓶。

一、滴定管

滴定管是容量分析中最基本的测量仪器，是滴定时用来准确测量流出的滴定剂体积的量器。

常量分析用的滴定管容积为 50 mL 和 25 mL，最小分度值为 0.1 mL，读数可估计到 0.01 mL。

实验室常用的滴定管有两种：酸式滴定管和碱式滴定管，如图 2-32 所示。酸式滴定管（又称具塞滴定管）的下部带有磨口玻璃活塞开关，结构如图 2-32a 所示。酸式滴定管用来盛放酸性、中性或氧化性溶液，不能盛放碱性溶液如 NaOH 等，因为碱液会腐蚀磨口玻璃活塞，影响活塞转动。碱式滴定管的下端连接一根橡皮软管，内放玻璃珠，橡皮管下端连接尖嘴玻璃管，结构如图 2-32b 所示。碱式滴定管用来盛放碱性溶液，不能盛放氧化性溶液（如 $KMnO_4$、I_2 或 $AgNO_3$ 等）和酸性溶液，避免腐蚀橡皮软管。

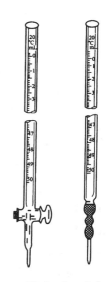

a. 酸式　b. 碱式

图 2-32　滴定管

近年来又制成了聚四氟乙烯酸碱两用滴定管，其旋塞用聚四氟乙烯材料制成，结构如同酸式滴定管，具有耐碱腐蚀、不用涂油、密封性好等优点，使酸式滴定管可以做到酸碱通用。由于本书中涉及的实验均采用聚四氟乙烯酸碱两用滴定管进行滴定，下面主要介绍聚四氟乙烯酸碱两用滴定管的洗涤和使用方法。

（一）滴定管使用前的准备

1. 滴定管的检漏

滴定管使用前，必须严格检查，确保不漏。检查时，将滴定管装满自来水，垂直夹在滴定管架上，放置 1 min。观察管尖是否有水滴滴下，活塞缝隙是否有水渗出。若不漏，将活塞旋转 180°，静置 1 min，再观察 1 次，无漏水现象即可使用。

检查发现漏液的滴定管，必须重新装配，直至不漏才能使用。

2. 滴定管的洗涤

滴定管经过检漏，确保不漏水后，需进行滴定管的洗涤。无明显油污的滴定管，可直接用自来水冲洗。若有油污，不宜用刷子刷洗，可用去污粉或肥皂水浸泡后用自来水冲洗，或直接用超声波洗涤器洗涤。若油污不易洗净，可选用氧化能力和腐蚀能力很强的铬酸洗液来洗。具体的洗涤方法是：先用水洗去尘土和水溶性污物，然后尽可能倾倒残留液，再在滴定管中加入少量的铬酸洗液后，平持滴定管，慢慢地转动，使滴定管内壁全部浸润（注意不能让洗液流出来），旋转几周后，将洗液倒回原瓶；滴定管用自来水冲洗干净；洗涤后的滴定管，需用蒸馏水洗涤 2～3 次，每次 10～15 mL。洗净的滴定管内壁应完全被水均匀润湿而不挂水珠。

3. 标准溶液的装入和排气泡

（1）滴定管的润洗。为了使装入滴定管的标准溶液的浓度不变，需先用所装的标准溶液润洗滴定管。

操作时，标准溶液应小心地直接倒入滴定管中，不能用其他容器（如烧杯、漏斗等）转移溶液。关闭活塞，小心倒入标准溶液 5～6 mL，将滴定管水平放置，慢慢转动，使滴定管内壁全部浸润，旋转几周后，打开活塞，使溶液从管尖流出，尽量放尽残留溶液。关闭活塞，重复操作 3 次。

（2）标准溶液的装入。用标准溶液润洗滴定管 3 次后，即可装入标准溶液。关闭好活塞，用左手大拇指、食指和中指持滴定管上端无刻度处，稍稍倾斜，右手拿好试剂瓶，往滴定管中倒入标准溶液，让溶液沿滴定管内壁缓缓流下。加入标准溶液至"0"刻度以上为止。

（3）排气泡。标准溶液装入滴定管后，应使溶液充满出口管，即活塞至管尖部分不能留有气泡，否则会引起滴定体积误差。

排气泡的方法是：左手持滴定管，将滴定管倾斜约 30°，右手迅速打开活塞使溶液冲出。如果出口管中仍有气泡，则右手持滴定管无刻度部分，将滴定管直立，打开活塞，使溶液以最大流速冲洗，同时右手施加一个向上或向下的力，使溶液冲出。再将活塞旋转 180°，打开活塞，即可排除气泡。

排尽气泡后，加入标准溶液至"0"刻度以上，再调节液面在"0"刻度附近，等待 1 min 后，准确读取读数，记录溶液的初读数。

4. 滴定管的读数

放出溶液后（装满或滴定完后）需等待 1 min 后方可读数。

读数时，将滴定管从滴定管架上取下，左手捏住滴定管上部，保持滴定管垂直。视线与凹液面最低点刻度水平线相切（如图 2-33 所示）。若溶液为有色溶液，如 $KMnO_4$、I_2 溶液等，其凹液面不清晰时，可读取液面最高点。

一般初读数为 0.00 或 "0.00～0.20" 的任一刻度，保证使用相同管径，消除系统误差。读数必须准确到 0.01 mL。

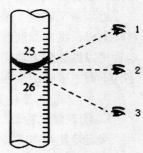

1. 偏高；2. 正常；3. 偏低

图 2-33　滴定管的读数

（二）滴定

1. 滴定管的操作

滴定时，将滴定管垂直地夹在滴定管夹上。左手控制活塞，无名指和小指向手心弯曲，轻轻抵住出口管，大拇指在前，食指和中指在后，手指略微弯曲，轻轻向内扣住活塞，手心空握，如图 2-34 所示。

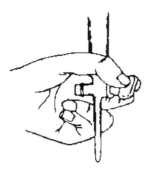

图 2-34　滴定管的操作

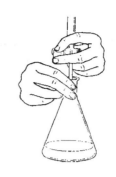

图 2-35　滴定的操作

2. 滴定的操作

滴定的操作通常在锥形瓶中进行（如图 3-35 所示）。

左手按前述操作方法操作滴定管活塞，控制溶液流速，右手捏住锥形瓶颈，瓶底离滴定台约 2～3 cm。调节滴定管高度，使滴定管管尖伸入锥形瓶瓶口约 1cm。右手用腕力摇动锥形瓶，边滴加溶液边摇动，使滴定的标准溶液混合均匀。

锥形瓶的正确操作为：右手拇指、食指和中指捏住锥形瓶瓶颈，手腕用力摇动锥形瓶，使瓶内溶液以同一方向（逆时针方向）作水平圆周运动。振摇过程中，要注意勿使溶液溅出，不要使锥形瓶前后振动，也不要使瓶底触碰滴定台，滴定管管尖不能与锥形瓶瓶口接触，等等。

在整个滴定过程中，左手不能离开活塞任溶液自流。滴定时，目光应集中观察锥形瓶内溶液的颜色变化，不要去注视滴定管刻度的变化，而忽略滴定反应的进行。

3. 滴定速度

滴定过程中，滴定速度不能过快。滴定开始时，溶液无可见变化，滴定速度可稍快，一般应控制在 10 mL/min，即每秒 3～4 滴。当滴定进行到某阶段，滴落点周围会出现暂时性的颜色变化。在离终点较近时，溶液颜色变化比较明显，不过在摇动 1～2 次后变色消失。此时，应改为逐滴加入，即滴 1 滴，摇几下。等到必须摇动 2～3 次后变色才消失时，表明已临近终点，此时应改为半滴半滴地加入，方法是：微微转动活塞，使溶液悬在滴定管管口上形成半滴，但未落下，用锥形瓶内壁将其靠下。然后将锥形瓶倾斜，用洗瓶将附着在壁上的溶液冲入瓶内，再摇匀溶液。如此重复直至刚刚出现终点时应有的颜色，而又不再消失为止。一般振摇 30 s 内不再变色即为滴定终点。

滴定过程中，要求能熟练自如地控制滴定管溶液流速：①使溶液逐滴连续滴出；②只滴 1 滴溶液；③使液滴悬而未落（即半滴操作）。

4. 终点操作

当锥形瓶内溶液出现终点颜色，并且振摇 30 s 内不再变色时，达到滴定终点。此时，应立刻关闭活塞停止滴定。取下滴定管，右手执管上部无溶液部分，使滴定管垂直，等待 1 min 后，准确读取读数，记录溶液的终读数。

滴定完毕后，滴定管内剩余的溶液需倒回原试剂瓶。用自来水、蒸馏水依次冲洗滴定管，将活塞打开，倒夹在滴定管夹上备用。

二、移液管与吸量管

移液管与吸量管是用来准确移取一定体积液体的容量仪器，其结构如图2–36所示。

移液管是一根细长、中间膨大的玻璃管，在管的上端有刻度线。膨大部分标有它的容积和标定时的温度。常用的移液管有5 mL、10 mL、25 mL和50 mL等规格。

吸量管是带有多刻度的玻璃管，用它可以吸取不同体积的溶液。常用的吸量管有1 mL、2 mL、5 mL和10 mL等规格。

移液管与吸量管所移取的体积通常可准确到0.01 mL。移液管与吸量管的操作完全一致，下面主要介绍移液管的使用方法。

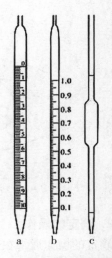

a、b 吸量管；c 移液管

图2–36　移液管与吸量管

1．移液管的洗涤

使用前，移液管需要洗涤干净，洗净的标准是管内壁不挂水珠。洗涤方法与滴定管的洗涤一样，先用铬酸洗液清洗，再用自来水冲洗，最后用蒸馏水洗涤干净。

2．移液管的润洗

为了保证待吸取的溶液浓度不变，使用时必须用待吸取的溶液润洗移液管2～3次。

3．吸取溶液

使用移液管时，右手大拇指和中指拿在移液管的刻度线上方，将移液管尖插入待吸取的溶液中。管尖至少伸入液面以下1 cm，不要伸入太多，以免管口外壁黏附溶液过多；也不要伸入太少，以免液面下降后吸空。左手拿吸耳球。如图2–37所示。

吸取溶液时，右手持移液管将管尖插入待吸取溶液中，左手将吸耳球内空气压出，然后把吸耳球的尖端插入移液管口，慢慢松开左手，移液管内液面上升。当移液管内液面上升至刻度线以上时，立即用右手食指按住管口，使管内液体不致流出。

4．调节溶液的液面

调节溶液的液面时，左手持试剂瓶，保持略微倾斜。右手按紧移液管管口，移液管管尖紧靠瓶壁，移液管保持垂直，如图2–38所示。将移液管和试剂瓶同时上移，直至移液管的刻度线与眼睛在同一水平线上。右手稍稍松开食指，同时拇指和中指微微转动移液管，使管内液体沿容器壁缓缓流下，当凹液面最低点刚好与刻度线相切时，立即用食指压紧管口。将管尖紧靠试剂瓶内壁，去掉管尖处的液滴，将移液管小心移至接收溶液的容器（如锥形瓶）中。

5．放出溶液

放出溶液的操作和调节液面一样，如图2–38所示。左手持锥形瓶，保持倾斜，右手持移液管保持直立，管尖紧靠锥形瓶内壁。放开食指，让溶液沿接收器内壁流下。待管内溶液流完后，保持放液状态停留15 s，并将移液管尖端在锥形瓶内壁旋转一周。留在移液管口的液体不需要处理（若在移液管上标有"吹"，应用吸耳球将管口的液体吹出，不允许保留）。放出溶液后，应洗净移液管，并将其放在移液管架上，不能随意地放置于桌面或书本上。

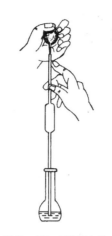
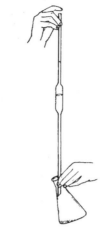

图2-37　吸取液体　　　　　图2-38　调节液面、放液

三、容量瓶

容量瓶主要用于配制准确浓度的溶液。它是一种细长颈、梨形的平底玻璃瓶，配有磨口塞。瓶颈上刻有标线，瓶身上标有容积和温度，表示当瓶内液体在指定温度下达到标线时，其体积即为瓶上所标明的容积数。常用的容量瓶有 100 mL、250 mL、1000 mL 等多种规格。

1. 检漏

容量瓶在使用前应检查瓶口处是否漏水。检查方法如图 2-39 所示。

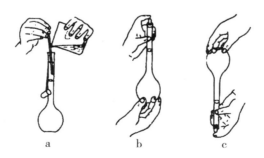

a　　　　　　　b　　　　　　　c

图2-39　容量瓶的检漏

往瓶内加入一定量的自来水，盖好瓶塞。右手顶住瓶塞，左手托住瓶底，将容量瓶倒立片刻，观察瓶塞周围有无漏水现象。若不漏水，将瓶直立，并将瓶塞旋转 180° 后，再次倒立，再检查是否漏水。经检查不漏水的容量瓶才能使用。

2．洗涤

容量瓶的洗涤操作参考滴定管的洗涤。即先用洗液浸泡，再用自来水冲洗，最后用蒸馏水洗涤干净。

3．固体物质的溶解及溶液的转移

把准确称量好的固体溶质放在干净的烧杯中，用少量溶剂溶解形成澄清透明的溶液（如溶解过程中放热，应使溶液冷却至室温），再把溶液转移至容量瓶内。转移时要用玻璃棒引流，如图 2 - 40 所示。引流时，要将玻璃棒的下端紧靠瓶颈内壁（玻璃棒不能接触瓶口，防止液体流出容量瓶），上端紧靠烧杯杯嘴，将烧杯微微倾斜，使溶液顺着玻璃棒沿瓶壁流入容量瓶。待溶液全部流完后，将烧杯轻沿玻璃棒上提，同时直立玻璃棒，使附着在玻璃棒与烧杯杯嘴之间的溶液流入容量瓶中。

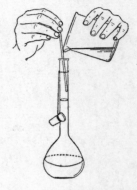

图 2 - 40　溶液的转移

4．淋洗

为保证溶质能全部转移到容量瓶中，要用溶剂少量多次地洗涤烧杯（一般为 2 ～ 3 次），并把洗涤溶液全部转移到容量瓶内。转移时需用玻璃棒引流。

5．定容

继续向容量瓶中加入溶剂，直到溶液液面离标线约 1 cm 时，改用滴管小心滴加，最后使液体的弯月面与标线正好相切。观察时，视线必须与标线在同一水平线上。若加水超过刻度线，则需重新配制。

6．摇匀

盖紧瓶塞，左手顶住瓶塞，右手托住瓶底，倒转摇动，如此反复多次，使瓶内的溶液混合均匀。

（周　丹）

第七节　分析天平

分析天平是定量分析工作中不可缺少的重要仪器，几乎每一项定量分析都直接或间接地需要使用分析天平，充分了解仪器性能及熟练掌握其使用方法，是获得可靠分析结果的保证。分析天平可以分为机械类和电子类，机械类多根据杠杆原理设计，电子类多根据电磁平衡设计。以前多使用机械分析天平（如图 2 - 41 所示），称量速度慢，操作十分烦琐，校准与去皮重运算等需要人工完成，给日常工作造成极大不便。电子分析天平是最新一代的天平，根据电磁力平衡原理直接称量，全量程不需砝码。放上称量物品后，在几秒钟内即达到平衡，显示读数，称量速度快、精度高。电子分析天平具有使用寿命长、性能稳定、操作简便和灵敏度高的特点。此外，电子分析天平还具有自动校正、自动去皮、超载指示、故障报警等功能以及具有质量电信号输出功能，且可与打印机、计算机联用，进一步扩展其功能。下面以 AE100 型电子分析天平（如图 2 - 42 所示）为例，介绍电子分析天平的称量原理、使用方法、注意事项和样品的称量方法。

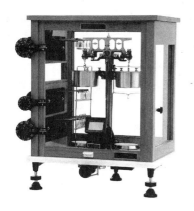

图 2 - 41　机械分析天平

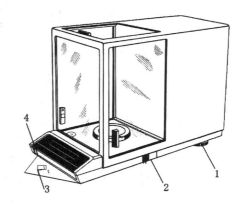

1. 水平位调校螺丝；2. 校准杆；3. 简单操作说明；
4. 控制杆

图 2 - 42　AE100 型电子分析天平

一、电子分析天平的称量原理

电子分析天平的重要特点是在测量被测样品的质量时不用测量砝码的重力，而是采用电磁力与被测样品的重力相平衡的原理来测量的。电子分析天平一般是由秤盘、传感器、PID 调节器、功率放大器、低通滤波器、位置检测器、显示器、机壳、微计算机、模数转换器、底脚等几个部分组成，传感器为关键部件，位于秤盘下方，由线圈、磁钢、极靴等组成。运用现代电子技术，将秤盘与通电线圈连接在一起，放在磁场中。天平空载时，传感器处于平衡状态；若秤盘上面加上被测样品时，天平则处于不平衡状态，被测样品的重力 mg 通过连杆支架作用于线圈上，通过位置检测器检测到线圈在磁场中的瞬态位移，经模拟电流开关调节器和前置放大器产生一个变化量输出，经过一系列处理使流经线圈的电流发生变化，线圈将产生一个电磁力 F，方向向上，可用下式表示：$F = KBLI$。式中，K——与使用单位有关的常数；B——磁感应强度，T；L——线圈导线的长度，m；I——通过线圈导线的电流强度，A。

电磁力 F 和秤盘上被测样品重力 mg 大小相等、方向相反而达到平衡，从而使线圈回到原来的位置，达到新的平衡状态。在线圈回位后，电流强度与被称物体重力将呈正比。模拟系统通过对电信号进行处理，则能完成被称物体质量的计算和显示。采用该原理进行计量，无须利用砝码、升降机械装置等进行称量，同时能够直接显示读数，所以能够减少人为失误带来的误差。

二、电子分析天平的使用

1. 安装天平

首先，选择防尘、防震、防潮、温度波动小的房间作为天平室，对准确度较高的天平还应在恒温室中使用。其次，天平应安放在牢固可靠的工作台上，并选择适当的位置安放，以便于操作。安装天平前，应根据天平的成套性清单清点各部件是否齐全、完好；对天平的所有部件进行仔细清洁。安装时，应参照天平的说明书，正确装配天平，并校正水平，安装完毕后应再次检查各部分安装是否正常，然后检查电源电压是否符合天平的要求，再插好电源插头。

2. 操作步骤

（1）预热。电子分析天平在初次接通电源或者长时间断电之后，应预热 60 min 后，再进行校准操作。

（2）开启。按下"on/off"键，当显示器显示 0.000 0 g 时自检过程结束，此时，天平准备就绪。

（3）校准天平。首先移走秤盘中的所有物品，关闭所有挡风窗，至少通电 60 min 以上进行校准。按住校准杆，天平显示出"CAL"的字样，立即松手，依次显示"CAL－－－" "CAL100" （100 字样为闪烁），将校准杆推到后端，显示由此转为"－－－"，然后是"0.000 0"。

（4）扣除皮重。打开玻璃滑动门，将容器或称量纸放置在秤盘上，关闭玻璃滑动门，按下"RE－ZERO"键为去皮键，以使重量显示为"0.000 0"，即扣除了容器或称量纸的重量。

（5）称量样品重量。打开玻璃滑动门，将被测样品置于容器或称量纸上，关闭玻璃滑动门，即显示所称样品质量。当显示器上绿色圆点消失后，记录称量值。

（6）关闭。称量结束后，取下所称样品及容器，按下控制杆显示"0.000 0"。把控制杆轻轻抬起，即可关闭。

3. 注意事项

（1）接通电源后，分析天平应预热一段时间，使分析天平处于热平衡状态后再称量。

（2）不得用分析天平称量带有磁性或带静电的物品，不得用称量纸称取强酸、强碱和强腐蚀性的物质。

（3）称量样品不得超过该天平标示的最大负荷。

（4）称量样品时要轻拿轻放。

（5）称量结束后，要清洁天平，清除秤盘掉落的样品。不要用手直接接触秤盘，以防止秤盘受污染，不要把液体渗到仪器内部。用湿毛巾擦净后，再用一块干燥的软毛巾擦干。每月对秤盘、防风门等进行一次清洗，清洗时，不要使用强力清洗剂，如有易腐蚀仪器或难清除的污垢，用酒精清洗，吹干放回原处关好防风门。天平内的干燥剂应经常更换。

（6）不能将化学药品直接放在秤盘上称量，以免污染、腐蚀秤盘。为了避免污染被称物品，操作时应佩戴手套或用纸条取放称量瓶。

（7）称量完毕，应及时将分析天平复原，关闭电源，做好仪器使用登记，清理桌面和天平，保持现场干净。

三、标准样品的称量方法

1. 直接称量法

对某些在空气中没有吸湿性的试样或试剂，如金属、合金等，可以用直接称量法称样。也可用于称量小烧杯的质量，容量器皿校正中称量容量瓶的质量，重量分析实验中称量坩埚的质量等。

2. 递减称量法（差减称量法）

递减称量法（无减称重法）所称取样品的量由两次称量值之差而求得。递减称量法称量结果准确，但不便于称取指定重量。操作方法如图 2-43 所示：将适量试样装入称量瓶中，盖上瓶盖。用清洁的纸条叠成纸带套在称量瓶上，左手拿住纸带尾部把称量瓶放到分析天平的秤盘上，待显示稳定后，记录好读数 W_1，即为称量瓶和试样的总质量。左手仍用原纸带将称量瓶从分析天平秤盘上取下，拿到接收器的上方，右手用纸片包住瓶盖柄打开瓶盖，但瓶盖也不离开，在接收器上方将瓶身慢慢倾斜。用瓶盖轻轻敲击瓶口上部，使试样慢慢落入接收器中。当倾出的试样接近所需要的质量时，一边继续用瓶盖敲瓶口，一边逐渐将瓶身竖直，使粘在瓶口的试样落入接收器或落回称量瓶中。然后盖好瓶盖，把称量瓶放回分析天平托盘上，取出纸带，关好玻璃滑动门，记录读数 W_2。两次质量之差，就是试样的质量，即：$W_{\text{试样}} = W_1 - W_2$。

操作时应注意以下几点。

（1）若倒入试样量不够时，可重复上述操作；若倒入试样大大超过所需要数量，则只能弃去重做。

（2）盛有试样的称量瓶除放在秤盘上或用纸带拿在手中外，不得放在其他地方，以免玷污。

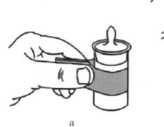
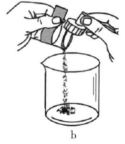

图 2-43　递减称量法

（3）套上或取出纸带时，不要触碰到称量瓶口，纸带应放在清洁的地方。

（4）粘在瓶口上的试样尽量处理干净，以免粘到瓶盖上或丢失。

（5）在接收器的上方打开瓶盖或盖上瓶盖，以免可能黏附在瓶盖上的试样失落它处。

递减称量法用于称取易吸水、易氧化或易与 CO_2 反应的物质。此称量法比较简便、快速、准确，常用来称取被测样品和基准物，是最常用的一种称量方法。

3. 指定重量称量法（固定重量称量法）

当需要用直接配制法配制标准溶液时，常用指定重量称量法来称取基准物。此法只能用来称取不易吸湿的，且不与空气中各种组分发生作用的、性质稳定的粉末状物质，不用于块状物质的称量。

称量时首先将称量瓶（或干燥洁净的蒸发皿）放在分析天平秤盘上，按 "TAR" 键，分析天平显示 0.000 0 g，用牛角勺将试样慢慢加入称量瓶中，半开玻璃滑动门进行称重。当所加试样与指定质量相差不到 10 mg 时，完全打开玻璃滑动门，极其小心地将盛有试样的牛角勺伸向称量瓶上方 2～3 cm 处，牛角勺的另一端顶在掌心上，用拇指、中指及掌心拿稳牛角勺，并用食指轻弹勺柄，将试样慢慢抖入容器中，直至分析天平读数正好显示所需质量为止。此操作必须十分仔细，见图 2-44。

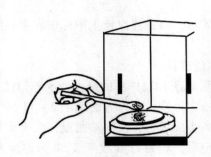

图 2-44 指定重量称量法

注意：操作时要十分小心，不能将试剂散落于秤盘等容器以外的地方，取出的多余试剂应弃去，不要放回原试剂瓶中。称好的试剂必须由称量瓶等容器直接转入接收容器，此即所谓"定量转移"。

（刘辰鹏）

 第八节 酸度计

一、酸度计工作原理

酸度计也叫 pH 计，常用于准确测定溶液的 pH。水溶液 pH 的测量一般用玻璃电极作为指示电极，饱和甘汞电极作为参比电极。当溶液中氢离子浓度即溶液的 pH 发生变化时，玻璃电极和甘汞电极之间产生的电极电势也随之发生变化。而电极电势变化关系符合下列公式：

$$\Delta E = -59.16 \times \Delta pH \times (273 + t) / 293$$

式中：ΔE——电势的变化，mV；ΔpH——溶液 pH 的变化；t——被测溶液的温度，℃。

常用的指示电极有 pH 玻璃电极、锑电极、氟电极、银电极等，其中 pH 玻璃电极使用度最广。pH 玻璃电极头部由特殊的敏感薄膜制成，它对氢离子有敏感作用。当它插入被测溶液时，其电极电势随被测溶液中氢离子的浓度和温度的改变而改变。在溶液温度为 25 ℃时，每变化 1 个 pH，电极电势就改变 59.16 mV。这就是电极的理论斜率系数。

常用的参比电极为饱和甘汞电极，其电极电势不随被测溶液中氢离子浓度的改变而改变，为一个常数。当温度为 25 ℃时，在饱和 KCl 溶液中，饱和甘汞电极的电极电势为 0.241 2 V。

pH 测量的实质就是测量两电极间的电极电势差。当一对电极在溶液中产生的电极电势差等于零时，被测溶液的 pH 即为零电势 pH，它与玻璃电极内充溶液有关。目前大部分酸度计配用的是由玻璃电极和 Ag - AgCl 电极组成一体的复合电极，其零电势 pH 在 7 ± 0.25。

二、电路工作原理

仪器的电路方框图如图 2-45 所示。

由于玻璃电极内阻较高，约 2×10^8 Ω，因此，酸度计实际上是一个高输入阻抗的直流放大器，阻抗变换是通过高输入阻抗集成电路来获得的。由于溶液的 pH 与温度有关，玻璃电极的 mV-pH 转换斜率一般都低于理论值，并随使用和存放时间的增长而下降。

电极间又存在一定的离散性，所以需要仪器具有温度补偿和电极斜率补偿功能。酸度计温度补偿和电极的 pH-mV 转换斜率补偿以及 pH 定位、校正等都是通过微处理器自动控制和调整的。

三、pHS-3C 型酸度计

pHS-3C 型酸度计的精密度达 0.01 pH 单位，仪器视图如图 2-46 所示。

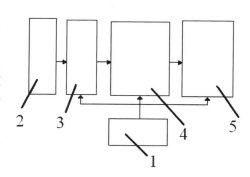

1. 电源系统；2. 电极系统；3. 阻抗变换；4. 温度、斜率、定位及放大；5. A/D转换及显示

图 2-45　酸度计电路图

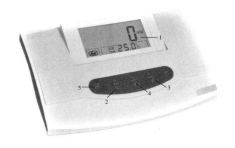

a. 仪器前视图

1. 显示屏；2. 温度补偿旋钮；3. 定位旋钮；4. 斜率旋钮；5. 功能选择开关

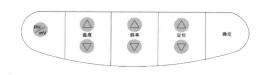

b. 操作键盘

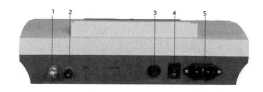

c. 仪器后视图

1. 测量电极插座；2. 参比电极接口；3. 保险丝；4. 电源开关；5. 电源插座

图 2-46　pHS-3C 型酸度计

四、操作步骤

（一）取下短路插头，安装 pH 复合电极

（二）仪器插入电源，按下电源开关预热 30 min 后再进行测量

（三）按"mV/pH"键切换到 pH 测量

（四）准备两种标准缓冲溶液，如 pH = 6.86、pH = 9.18 的溶液

（五）仪器标定

1. 定位

用蒸馏水把电极冲洗干净并用吸水纸吸干，插入 pH = 6.86 的标准缓冲溶液中；用温度计测出溶液的温度值（如 25 ℃），设置仪器温度值；稍后待读数稳定，按 定位 键，仪器提示"Std YES"字样，再按 确定 键进入定位状态，仪器自动识别当前标准缓冲溶液并显示当前温度下的 pH 为 6.86；然后按 确定 键完成标定返回测量状态。

2. 斜率

把电极从 pH = 6.86 的缓冲溶液中取出，用蒸馏水冲洗干净，并用吸水纸吸干；将电极插入 pH = 9.18 的标准缓冲溶液中；用温度计测出溶液的温度值（如 25.2 ℃），设置仪器温度值；稍等待读数稳定后，按 斜率 键，仪器提示"Std YES"字样，再按 确定 键进入标定状态，仪器自动识别当前标准缓冲溶液并显示当前温度下的 pH 为 9.18；然后按 确定 键完成标定并返回测量状态。

注意：校正的缓冲溶液第一次应用 pH = 6.86 的溶液定位，第二次应用接近被测溶液 pH 的标准缓冲溶液，如被测溶液为酸性时，应选择 pH = 4.00 的标准缓冲溶液；如被测溶液为碱性时，则应选择 pH = 9.18 的标准缓冲溶液。

（六）测定溶液的 pH

取出电极，用蒸馏水冲洗干净，并用吸水纸吸干，插入被测溶液中，轻摇溶液，使读数稳定后，仪器显示的读数即为该溶液的 pH。注意应重复测定两次，测定的平均值即为测定的结果。

（七）仪器的清理

测定完毕后，关闭仪器，切断电源，取出电极，用蒸馏水冲洗干净，及时将电极保护瓶套上，电极保护瓶内应放少量（约 1/2 量）外参比补充液。认真填写该仪器使用记录，清理实验台面。

五、使用注意事项

（1）仪器的测量电极插座必须保持清洁干燥，不使用时应将短路插头插上，以防止灰尘及湿气浸入而降低仪器的输入阻抗，影响测定的准确性。

（2）取下电极保护套后，不可使电极头部的玻璃泡接触手或其他坚硬的物体，以免损坏玻璃泡。因为任何破损或摩擦都容易使电极失效。操作中注意玻璃泡勿与烧杯壁、底部接触。

（3）测量结束，应及时将电极保护瓶套上，电极套内应放少量外参比补充液（3 mol/L KCl 溶液），以保持电极球泡的湿润。长期不使用时，拉上橡皮套，防止补充液干涸。切忌将其长期浸泡在蒸馏水、蛋白质溶液和酸性氟化物溶液中。

（4）第一次使用的 pH 电极或长期未使用的 pH 电极，使用前需在 3 mol/L 氯化钾溶液中浸泡 24 h。

（5）电极长期使用后，电极的斜率和响应速度会降低。可将电极球泡在 0.1 mol/L 稀盐酸（配制：9 mL 浓盐酸用去离子水稀释至 100 mL）中浸泡 24 h；如果钝化比较严重，可将电极球浸泡在 4% HF 溶液（配制：4 mL HF 用去离子水稀释至100 mL）中 3 ～ 5 s，用蒸馏水清洗后，放入电极保护液浸泡，使之适当恢复。若两种方法都不能使之恢复，请更换电极。

（6）在电极未连接到仪器之前，仪器输入端必须连接短路插头，使仪器输入端短路，以保护前置转换器，短路插头在仪器使用时应妥善保管，注意防潮防污染。

（刘辰鹏）

 第九节 分光光度计

一、722S 型光栅分光光度计

（一）仪器的结构

722S 型光栅分光光度计由光源、单色器、样品室、光电管暗盒、电子系统及数字显示器等部件组成。仪器的工作原理见图 2 - 47，仪器外形见图 2 - 48。

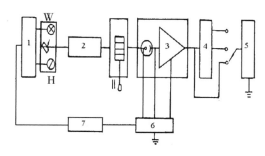

1. 钨灯氢弧灯电源；2. 单色器；3. 放大器；4. 对数放大器；5. 显示；6. 稳压源；7.220V 电源

图 2 - 47 722S 型光栅分光光度计工作原理

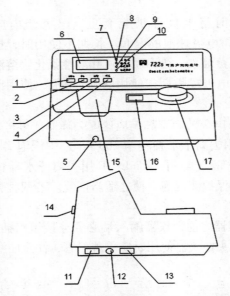

图 2-48　722S 型光栅分光光度计仪器外形

（1）$\boxed{\uparrow/100\%}$ 键。在"透射比"灯亮时，用作自动调整 100% T（一次未到位可加按一次）；在"吸光度"灯亮时，用作自动调节吸光度 0（一次未到位可加按一次）；在"浓度因子"灯亮时，用作增加浓度因子设定，点按点动，持续按动 1 s 后，进入快速增加，再按 $\boxed{模式}$ 键后自动确认设定值；在"浓度直读"灯亮时，用作增加浓度直读设定，点按点动，持续按动 1 s 后，进入快速增加，再按 $\boxed{模式}$ 键后自动确认设定值。

（2）$\boxed{\downarrow/0\%}$ 键。在"透射比"灯亮时，用作自动调整 0% T（调整范围 <10% T）；在"吸光度"灯亮时不用，若按下则出现超载；在"浓度因子"灯亮时，用作减少浓度因子设定，操作方式同 $\boxed{\uparrow/100\%}$ 键；在"浓度直读"灯亮时，用作减少浓度直读设定，操作方式同 $\boxed{\uparrow/100\%}$ 键。

（3）$\boxed{功能}$ 键。预定功能扩展键用。按下时将当前显示值从 RS232C 口发送，可由上层 PC 机接收或打印机接收。

（4）$\boxed{模式}$ 键。用作选择显示标尺。按"透射比"灯亮、"吸光度"灯亮、"浓度因子"灯亮、"浓度直读"灯亮次序，每按一次渐进一步循环。

（5）试样槽架拉杆。用于改变样品槽位置（四位置）。

（6）显示窗 4 位 LED 数字。用于显示读出数据和出错信息。

（7）"透射比"指示灯。指示显示窗显示透射比数据。

（8）"吸光度"指示灯。指示显示窗显示吸光度数据。

（9）"浓度因子"指示灯。指示显示窗显示浓度因子数据。

（10）"浓度直读"指示灯。指示显示窗显示浓度直读数据。

（11）电源插座。用于接插电源电缆。

（12）熔丝座。用于安装熔丝。

（13）总开关。$\boxed{\text{ON/OFF}}$键为电源总开关。

（14）RS232C 串行接口插座。用于连接 RS232C 串行电缆。

（15）样品室。用于测试样品。

（16）波长指示窗。显示波长。

（17）波长调节钮。用于调节波长。

（二）操作使用

1. 预热

仪器开机后灯及电子部分需热平衡，故开机预热 30 min 后才能进行测定工作，如紧急应用时请注意随时调 0% T，调 100% T。

2. 调零

其目的是校正基本读数标尺两端（配合 100% T 调节），进入正确测试状态。一般在开机预热后，改变测试波长或测试一段时间后，以及做高精度测试前进行此操作。打开试样盖（关闭光门）或用不透光材料在样品室中遮断光路，然后按$\boxed{0\%}$键，即能自动调整零位。

3. 调整 100% T

其目的是校正基本读数标尺两端（配合调零），进入正确测试状态。一般在开机预热后，更换测试波长或测试一段时间后，以及做高精度测试前（一般在调零前应加一次100% T 调整以使仪器内部自动增益到位）。将用作背景的空白样品置入样品室光路中，盖下试样盖（同时打开光门），按下$\boxed{100\%}$键即能自动调整 100% T（一次有误差时可加按一次）。需要注意的是调整 100% T 时整机自动增益系统重调可能影响 0% T，调整后请检查0% T，如有变化可重调$\boxed{0\%}$键一次。

4. 调整波长

使用仪器上唯一的旋钮，即可方便地调整仪器当前测试波长，具体波长由旋钮左侧的显示窗显示，读出波长时目光垂直观察。

5. 改变试样槽位置让不同样品进入光路

仪器标准配置中试样槽架是四位置的，用仪器前面的试样槽拉杆来改变，打开样品室盖以便观察样品槽中的样品位置最靠近测试者的为"0"位置，依次为"1""2""3"位置。对应拉杆推向最内为"0"位置，依次向外拉出相应为"1""2""3"位置，当拉杆到位时有定位感，到位时请前后轻轻推动一下以确保定位正确。

6. 确定滤光片位置

本仪器备有减少杂光，提高 340～380 nm 波段光度准确性的滤光片，位于样品室内部左侧，用一拨杆来改变位置。当测试波长在 340～380 nm 波段内如做高精度测试可将拨杆推向前（见机内印字指示），通常可不使用此滤光片，可将拨杆置在 400～1 000 nm 位置。

7. 改变标尺

本仪器设有四种标尺：透射比用于对透明液体和透明固体测量透射特点；吸光度用于

采用标准曲线法或绝对吸收法的定量分析，在做动力学测试时亦能利用本系统；浓度因子用于在浓度因子法的浓度直读时设定浓度因子；浓度直读用于标样法浓度直读时，做设定和读出，亦用于设定浓度因子后的浓度直读。各标尺间的转换用 模式 键操作并由"透射比""吸光度""浓度因子""浓度直读"指示灯分别指示，开机初始状态为"透射比"，每按一次顺序循环。

8. RS‑232C 串行数据发送

本仪器随机设有 RS‑232C 串行通讯口，可配合串行打印机或 PC 使用。

二、722N 型可见分光光度计

（一）722N 型可见分光光度计仪器外形如图 2‑49 所示

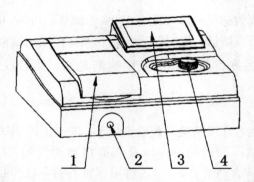

1. 样品室门；2. 移动样品架；3. 液晶屏；4. 波长调节按钮

图 2‑49　722N 型可见分光光度计仪器

（二）722N 型可见分光光度计操作步骤

1. 光度测量

（1）仪器接通电源，自检，仪器进入初始化状态，预热稳定 30 min。

（2）在主菜单选中"光度测量"，进入此功能块。

（3）调波长，盖好样品室门，按下 100% 调满度；然后打开样品室门，按下 0% 键调零。

（4）比色皿内倒入待测样品，打开样品室，将比色皿放入比色皿架。拨动推杆，将样品对准光源。

（5）盖上样品室盖，就可得到待测样品数据，可通过 T%/Abs 键进行切换查看透射比和吸光度。记录读数。

2. 多点标定

（1）在主菜单选中"多点标定"，进入此功能块。

（2）调波长，盖好样品室门，按下 100% 调满度；然后打开样品室门，按下 0% 键调零。

（3）点击 参数 进入参数设置子对话框，设置测量单位参数。

（4）再点击 标定 进入标定设置子对话框。

（5）在 Conc. 表格列中单击表格，弹出键盘输入一个对应已知浓度。将对应该浓度的比色皿放入比色皿架。拨动推杆，将样品对准光源。

（6）盖上样品室盖，点击 标定 可根据当前吸光度标定输入的浓度值，可得待测样品数据，记录读数。重复本步骤，最多可以标定 10 个不同标准浓度样品。

（7）所有标准样品标定完毕后，点击 √ 退回多点标定参数设置对话框，此时对话框会显示标定程序计算的方程参数，点击 √ 退回多点标定测试界面。

（8）打开样品室，将待测样品比色皿放入比色皿架。拨动推杆，将样品对准光源。

（9）盖上样品室盖，按 测试 键测量未知样品浓度。记录读数。

（余邦良）

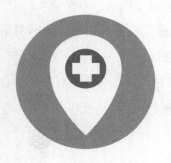

第三章 ｜ 实验部分

实验一 溶液配制

一、目的要求

（1）熟悉溶液浓度的计算，掌握配制一定浓度溶液的方法。

（2）学习托盘天平、量筒的使用方法。

（3）学习液体试剂和固体试剂的取用、溶解、混匀、转移、稀释等基本操作。

二、实验原理

在化学实验以及科研工作中，常需配制各种浓度的溶液来满足不同实验的要求。实验室中，溶液配制常用两种方法：直接水溶法和稀释法。配制溶液时遵循一条原则，即"溶液配制前后，溶质的量不变"。按照浓度的分类举例说明溶液配制的方法。

（一）物质的量浓度溶液的配制

物质的量浓度定义是物质 B 的物质的量 n_B 除以混合物的体积。物质的量浓度的计算公式见式 3 – 1。

$$c_B = \frac{n_B}{V} \tag{3 – 1}$$

物质的量浓度和溶质的质量之间满足关系式 3 – 2。

$$m_B = c_B \times V \times M_B \tag{3 – 2}$$

式中，V——溶液的体积，mL；c_B——溶液的浓度，mol/L；M_B——溶质的摩尔质量，$g \cdot mol^{-1}$。

1. 直接配制法

配制 1.0 mol/L 碳酸钠溶液 50 mL。（Na_2CO_3 的摩尔质量为 105.99 $g \cdot mol^{-1}$）

因为：$m_{Na_2CO_3} = c_{Na_2CO_3} M_{Na_2CO_3} V = \dfrac{1.0 \times 105.99 \times 50}{1\,000} = 5.3$ g

所以需称取无水碳酸钠 5.3 g 溶解，加蒸馏水稀释至 50 mL 配制。

2. 溶液稀释法

用密度为 1.18 g/mL，质量分数为 0.37 的浓盐酸配制 0.2 mol/L 稀盐酸溶液 1 000 mL。（HCl 的摩尔质量为 36.45 $g \cdot mol^{-1}$）

根据"稀释前后溶质的物质的量不变"原则，进行如下计算。

设配制 0.2 mol/L 盐酸 1 000 mL，应取此浓盐酸 V mL，则：

稀溶液中 HCl 的物质的量为：$0.2 \times 1\,000 \times 10^{-3} = 0.2$ mol

浓溶液中 HCl 的物质的量为：$\dfrac{1.18 \times V \times 0.37}{36.45}$ mol

所以 $\dfrac{1.18 \times V \times 0.37}{36.45} = 0.2$

则 $V = 16.7 \text{ mL}$

取此浓盐酸 16.7 mL 稀释至 1 000 mL 即可。

(二) 质量分数溶液的配制

质量分数的定义是溶质的质量和溶液质量的比值。质量分数的计算公式见式 3-3:

$$\omega_B = \dfrac{m_B}{m} \qquad\qquad (3-3)$$

式中,m_B——溶质的质量,g;m——溶液的总质量,g。

1. 直接配制法

配制质量分数为 0.050 氢氧化钠溶液 20.0 g。

因为:$m_{NaOH} = m_{总} \times \omega_{NaOH} = 20.0 \times 0.050 = 1.0 \text{ g}$,$m_{H_2O} = m_{总} - m_{NaOH} = 20.0 - 1.0 = 19.0 \text{ g}$

所以需称取 1.0 g 氢氧化钠和 19.0 g 水溶解即可。

2. 溶液稀释法

用质量分数为 0.90,比重为 1.49 的浓硝酸配制质量分数为 0.10 的硝酸溶液 50.0 g。计算如下。

设配制质量分数为 0.10 的硝酸溶液 50.0 g,应取此浓硝酸 V mL,则:

稀溶液中 HNO_3 的质量为:$50.0 \times 0.10 = 5.0 \text{ g}$

浓溶液中 HNO_3 的质量为:$1.49 \times V \times 0.90 \text{ g}$

根据"配制前后,溶质的质量不变"原则,得:

$$1.49 \times V \times 0.90 = 5.0$$

则 $V = 3.7 \text{ mL}$

需要水的质量为: $50.0 - (50.0 \times 0.10) = 45.0 \text{ g}$,

因为水的密度为 1 g/mL,所以量取水的体积数为 45 mL,即配制质量分数为 0.10 的硝酸溶液 50.0 g,需量取 45 mL 水加入 3.7 mL 浓硝酸混匀即得。

(三) 体积分数溶液的配制

体积分数的计算公式见式 3-4:

$$\varphi_B = \dfrac{V_B}{V_{总}} \qquad\qquad (3-4)$$

式中,V_B——溶质所占有的体积,mL;$V_{总}$——溶液的总体积,mL。

溶液稀释法配制溶液符合"溶液配制前后,溶质的体积不变",即 $\varphi_{浓} V_{浓} = \varphi_{稀} V_{稀}$。

三、仪器和试剂

（1）仪器。托盘天平、酒精计、100 mL 量筒、50 mL 量筒、10 mL 量筒、50 mL 烧杯、250 mL 细口瓶、药匙、玻璃棒、称量纸、洗瓶。

（2）试剂。浓盐酸、0.95 酒精、$CuSO_4 \cdot 5H_2O$（s）（AR）、去离子水。

四、实验内容

（一）配制 0.10 mol/L $CuSO_4$ 溶液 100 mL

（1）计算需用 $CuSO_4 \cdot 5H_2O$（$M = 249.68$ g/mol）_____g。

（2）取一个洁净干燥的小烧杯，用托盘天平称其质量 $m_{烧杯}$，加入固体 $CuSO_4 \cdot 5H_2O$，称出所需的克数，加约 30 mL 水使杯内固体硫酸铜溶解，倒入 100 mL 量筒中，用少量水洗涤小烧杯 2～3 次，将洗涤液一并倒入量筒中，加水至刻度处，混匀，溶液倾入试剂瓶回收，以备后面实验时使用。将称量数据记录在表 3-1 中。

（二）配制 0.20 mol/L 盐酸 100 mL

（1）现有密度为 1.18 g/mL，质量分数为 0.37 的浓盐酸溶液，计算配制浓度为 0.20 mol/L 盐酸 100 mL 所需浓 HCl 的体积为_____mL。

（2）用小量筒量取所需的浓盐酸，倒入盛有约 20 mL 水的小烧杯中，随后将烧杯中的溶液倒入 100 mL 量筒中，并用少量水洗涤小烧杯 2～3 次，将洗涤液一并倒入量筒中，加蒸馏水稀释至 100 mL 刻度，倒入试剂瓶中回收。

（三）配制体积分数为 0.75 酒精 50 mL

（1）用酒精比重计量出浓酒精的体积分数，换算成 20 ℃时的体积分数，计算配制 20 ℃时体积分数为 0.75 酒精溶液 50 mL 所需浓酒精的体积。

（2）量取计算量的浓酒精倒入 50 mL 量筒中，加水至所需体积，摇匀，将配制好的酒精倒入指定的试剂瓶中回收。

五、数据记录与处理

（一）配制 0.10 mol/L $CuSO_4$ 溶液 100 mL

将称量数据填入表 3-1。

表 3-1　称量数据记录

项目	结果
$m_{烧杯}$/g	
$(m_{烧杯} + m_{CuSO_4 \cdot 5H_2O})$/g	
$m_{CuSO_4 \cdot 5H_2O}$/g	

（二） 配制 0.20 mol/L 盐酸 100 mL

计算配制 100 mL $c_{HCl} = 0.20$ mol/L 溶液所需浓 HCl 的体积为＿＿＿＿＿mL。

（三） 配制体积分数为 0.75 酒精 50 mL

室温＿＿＿℃，测得浓酒精的体积分数是＿＿＿＿＿。查表得 20 ℃时浓酒精的体积分数是＿＿＿＿＿，计算量取浓酒精的体积为＿＿＿＿＿mL。

六、注意事项

（1） 浓盐酸有腐蚀性，小心操作。

（2） 浓酒精易挥发，测体积分数时要迅速，并及时盖好试剂瓶盖。

七、思考题

（1） 设计用 NaOH 固体粉末粗配 0.10 mol/L NaOH 溶液 50 mL 的实验过程。

（2） 写出由浓溶液稀释成稀溶液的基本步骤，列出需要使用的仪器。

（李海霞）

实验二　硫酸铜的精制

一、目的要求

（1） 了解精制硫酸铜的原理和方法。

（2） 巩固并掌握称量、加热、溶解、蒸发、结晶、过滤等基本操作。

二、实验原理

晶体物质中常混有少量不溶性杂质，如泥沙等，还有可溶性杂质。不溶性杂质用过滤方法除去，可溶性杂质常用重结晶法精制。

重结晶法的原理是晶体物质的溶解度一般随温度的降低而减小，当温度高的饱和溶液冷却至室温时，溶解度相对小的物质因过饱和而先析出结晶，而少量可溶性杂质因未达到饱和，仍留在母液中，从而达到分离纯化杂质的目的。

粗硫酸铜晶体中含有较多的杂质是 $FeSO_4$ 和 $Fe_2(SO_4)_3$，先向溶液中加入 H_2O_2 或 Br_2，目的是将 $FeSO_4$ 氧化，使 Fe^{2+} 氧化成 Fe^{3+}，然后调节 $pH \approx 4$，使 Fe^{3+} 水解成 $Fe(OH)_3$ 沉淀，加热煮沸，$Fe(OH)_3$ 完全沉淀，过滤除去。

微量可溶性杂质在硫酸铜重结晶时，没有达到饱和仍留在母液中，通过真空抽滤使母液与纯硫酸铜晶体分离。重结晶次数越多，晶体的纯度越高。

反应化学方程式为：

$$2FeSO_4 + H_2O_2 + H_2SO_4 = Fe_2(SO_4)_3 + 2H_2O$$

$$Fe^{3+} + 3H_2O = Fe(OH)_3 \downarrow + 3H^+$$

三、仪器和试剂

（1）仪器。50 mL 烧杯、蒸发皿、玻璃漏斗、漏斗架、滤纸、pH 试纸、布氏漏斗、吸滤瓶、托盘天平、玻璃棒、表面皿、培养皿、石棉网、泥三角、镊子、火柴。

（2）试剂。3% H_2O_2 溶液、1 mol/L H_2SO_4、0.5 mol/L NaOH。

四、实验内容

1. 称量和溶解

用托盘天平称取 5.0 g 粗硫酸铜晶体，装入 50 mL 烧杯中，加入约 30 mL 蒸馏水，用玻璃棒搅拌使之完全溶解。

2. 除杂质

向硫酸铜溶液中滴加 3% H_2O_2 溶液 2 mL，搅拌，逐滴加入 0.5 mol/L NaOH 溶液，调节溶液的 pH（用玻璃棒蘸取滤液在 pH 试纸上进行测试），直至溶液 pH 为 4。加热至沸腾后，静置冷却。杂质完全转化为红棕色 $Fe(OH)_3$，待沉淀充分沉降后，用倾泻法过滤，滤液收集于洁净的蒸发皿中，滤纸上的沉淀弃去。

3. 重结晶

向收集的硫酸铜滤液中滴加 1 mol/L H_2SO_4 溶液酸化，调节 pH 为 1～2（用玻璃棒蘸取滤液在 pH 试纸上进行测试），然后把蒸发皿放在石棉网上加热，蒸发浓缩滤液，加热过程中应不时搅拌，防止溶液爆溅出来，待液面上出现一薄层结晶时，应立即停止加热，切不可蒸发至干。滤液冷却至室温，有蓝色五水硫酸铜晶体析出。

4. 抽滤

将所有的晶体及母液转移到布氏漏斗中，真空抽滤至无液滴滴下为止，并用一个干净的玻璃瓶塞轻轻挤压布氏漏斗上的晶体，以尽量抽干晶体上的少量母液。

5. 称重

将晶体转移至滤纸上，折叠滤纸使晶体夹在二层滤纸中间，吸干晶体表面的残液，即为精制硫酸铜，称重。

五、数据记录与处理

1. 数据记录

将数据填入表 3-2 和表 3-3。

表 3-2 称取 5.0 g 粗硫酸铜数据记录

$m_{烧杯}$/g	
$(m_{烧杯} + m_{粗硫酸铜})$/g	
$m_{粗硫酸铜}$/g	

表 3-3 精制硫酸铜称量数据记录

项目	结果
$m_{烧杯}/g$	
$(m_{烧杯} + m_{精制硫酸铜})/g$	
$m_{精制硫酸铜}/g$	

2. 计算产率

$$产率(\%) = \frac{m_{精制硫酸铜}}{m_{粗硫酸铜}} \times 100\% \tag{3-5}$$

六、思考题

(1) 粗硫酸铜中杂质 Fe^{2+} 如何除去？

(2) 除去 Fe^{3+} 时，为什么要调节 pH 约为 4，pH 太大或太小有什么影响？

(3) 为什么最后的硫酸铜溶液不能蒸干？抽滤出的结晶是否需要用水洗涤？为什么？

（李海霞）

实验三 电解质溶液

一、目的要求

(1) 了解强电解质和弱电解质在水溶液中电离的特点。

(2) 掌握同离子效应对弱电解质溶液电离度的影响。

(3) 掌握沉淀溶解平衡和溶度积原理及运用。

二、实验原理

弱电解质在水溶液中与水发生作用，部分电离，生成 H^+ 和 OH^-，水溶解显示酸性或碱性。一元弱酸和一元弱碱溶液 pH 的近似计算公式分别为式 3-6 和式 3-7：

对于一元弱酸：$[H^+] = \sqrt{c \cdot K_a}$，即：

$$pH = \frac{1}{2}(PK_a - lgc) \tag{3-6}$$

式中，K_a——一元弱酸的酸常数；c——一元弱酸浓度，mol/L。

对于一元弱碱：$[OH^-] = \sqrt{c \cdot K_b}$，即：

$$POH = \frac{1}{2}（PK_b - lgc）\tag{3-7}$$

式中，K_b——一元弱碱的碱常数；c——一元弱碱浓度，mol/L。

对于多元弱酸、弱碱，由于只考虑第一步电离，计算公式同一元弱酸和弱碱。

对于两性物质，pH 的近似计算公式为式 3-8：

$$pH = \frac{1}{2}(pK_a + pK_a')\tag{3-8}$$

式中，K_a——此两性物质作为酸的酸常数；K_a'——此两性物质作为碱的共轭酸的酸常数。

同离子效应是指在一定温度下，向弱电解质溶液中加入含有相同离子的强电解质，将使弱电解质的电离度减小。

难溶强电解质沉淀的生成和溶解可以根据溶度积规则进行判断。即在一定温度下的任一沉淀反应：

$$A_nB_m(s)\rightleftharpoons nA^{m+}(aq) + mB^{n-}(aq)$$
$$Q_i = [c(A^{m+})]^n[c(B^{n-})]^m$$

根据平衡移动原理，有：

（1）当 $Q_i < K_{sp}$ 时，为不饱和溶液，反应向右进行，若有固体物质则会溶解。

（2）当 $Q_i = K_{sp}$ 时，为饱和溶液，没有沉淀析出，体系处于平衡状态。

（3）当 $Q_i > K_{sp}$ 时，为过饱和溶液，反应将向左进行，将生成沉淀直到建立平衡为止。

三、仪器和试剂

（1）仪器。试管、离心管、pH 试纸、离心机。

（2）试剂。0.1 mol/LHCl，0.1 mol/L CH$_3$COOH，CH$_3$COONa（AR），NH$_4$Cl（AR），0.1 mol/L CH$_3$COONa，0.1 mol/L NH$_3$·H$_2$O，0.1 mol/L NH$_4$Cl，0.1 mol/L Na$_2$HPO$_4$，0.02 mol/L BaCl$_2$，0.01 mol/L Na$_2$SO$_4$，0.1 mol/L NaCl，0.01 mol/L Pb（NO$_3$）$_2$，0.01 mol/L KI，0.5 mol/L MgCl$_2$，0.5 mol/L NaOH，6 mol/L HCl，0.1 mol/L AgNO$_3$，2 mol/L NH$_3$·H$_2$O。

四、实验内容

（一）强电解质和弱电解质的区别

取两支试管分别加入 0.1 mol/L CH$_3$COOH 和 0.1 mol/L 盐酸各 10 滴，然后分别加入麝香草酚蓝指示剂 1 滴，观察两支试管中溶液的颜色。根据实验现象，比较两者酸性有何不同，为什么？

（二）同离子效应

（1）在两支试管中分别加入 10 滴 0.1 mol/L CH$_3$COOH 溶液，再分别加 1 滴甲基橙指示剂；然后在其中一支试管中加入少量固体 CH_3COONa 粉末，观察比较两支试管的颜色并解释原因，将结果记录在表 3-4。

（2）在两支试管中分别加入 10 滴 0.1 mol/L $NH_3 \cdot H_2O$，再分别加 1 滴酚酞指示剂；然后在其中一支试管中加入少量固体 NH_4Cl 粉末，观察比较两支试管的颜色并解释原因，将结果记录在表 3-4。

（三）弱酸、弱碱、两性物质水溶液的酸碱性

用广泛 pH 试纸测试下列溶液的 pH，分别与计算结果相比较，将结果记录在表3-5。

（四）溶度积规则

1. 沉淀的生成

（1）在 10 滴 0.02 mol/L $BaCl_2$ 溶液中逐滴加入 5 滴 0.01 mol/L Na_2SO_4 溶液，观察反应现象，并写出有关的反应式。

（2）在 1 滴 0.01 mol/L $Pb(NO_3)_2$ 溶液中逐滴加入 20 滴 0.01 mol/L KI 溶液，观察反应现象，并写出有关的反应式。

2. 沉淀的溶解

（1）在 5 滴 0.5 mol/L $MgCl_2$ 溶液中逐滴加入 5 滴 0.5 mol/L NaOH 溶液，观察反应现象，再逐滴加入 6 mol/L 盐酸，观察反应现象，并写出有关的反应式。

（2）在 10 滴 0.1 mol/L $AgNO_3$ 溶液中逐滴加入 2 滴 0.1 mol/L NaCl 溶液，观察反应现象，再逐滴加入 2 mol/L $NH_3 \cdot H_2O$ 溶液，观察反应现象，并写出有关的反应式。

五、数据记录与处理

将数据填入表 3-4 和表 3-5。

表 3-4　同离子效应实验数据记录

指示剂颜色	甲基橙指示剂	酚酞指示剂	解释原因
0.1 mol/L CH_3COOH		—	
0.1 mol/L CH_3COOH + CH_3COONa（s）			
0.1 mol/L $NH_3 \cdot H_2O$	—		
0.1 mol/L $NH_3 \cdot H_2O$ + NH_4Cl（s）	—		

表 3-5　溶液 pH 比较记录

溶液 pH	0.1 mol/L CH_3COOH	0.1 mol/L CH_3COONa	0.1 mol/L $NH_3 \cdot H_2O$	0.1 mol/L NH_4Cl	0.1 mol/L Na_2HPO_4
测得值					
计算值					

六、注意事项

（1）酸碱指示剂的用量不宜过多，否则所测溶液的 pH 与计算值相差较大。

（2）生成沉淀的两种物质，用量过少看不到沉淀，用量过多沉淀溶解不明显，应适量。

七、思考题

（1）什么叫同离子效应？本实验通过哪些实验验证了同离子效应？

（2）产生沉淀和使沉淀溶解的原理各是什么？

（李海霞）

实验四　缓冲溶液的性质

一、目的要求

（1）学习缓冲溶液的配制方法，加深对缓冲溶液性质的理解。

（2）学习使用酸度计。

二、实验原理

能抵抗外来少量强酸、强碱或适当稀释而保持 pH 基本不变的溶液叫缓冲溶液。缓冲溶液一般是由足够浓度的共轭酸碱对组成。其中，能对抗外来强碱的组分称为共轭酸，能对抗外来强酸的组分称为共轭碱，这一对共轭酸碱通常称为缓冲对或缓冲剂、缓冲系。常见的缓冲对主要有三种类型：弱酸及其共轭碱、弱碱及其共轭酸或多元酸的酸式盐及其次级盐。如果缓冲溶液缓冲对表示为 $HB - B^-$，则缓冲溶液的 pH 可用式 3-9 计算：

$$pH = pK_a + \lg \frac{[B^-]}{[HB]} \tag{3-9}$$

式中，K_a——共轭酸的离解常数，pK_a 为其负对数；B^-——共轭碱的浓度；HB——酸的浓度。

pH 由共轭酸的离解常数 K_a 和组成缓冲溶液共轭碱与酸浓度的比值决定。对于给定的酸，在一定温度下 pK_a 为定值，所以缓冲溶液的 pH 就决定于两者浓度的比值即缓冲比。若配制缓冲溶液所用的酸和共轭碱的原始浓度相同且均为 c，酸的体积为 V_{HB}，共轭碱的体积为 V_{B^-}，总体积为 V，混合后酸的浓度为 $\frac{c \cdot V_{HB}}{V}$，共轭碱的浓度为 $\frac{c \cdot V_{B^-}}{V}$，则

$$\frac{[B^-]}{[HB]} = \frac{cV_{B^-}/V}{cV_{HB}/V} = \frac{V_{B^-}}{V_{HB}} \tag{3-10}$$

所以缓冲溶液 pH 可写为式 3 – 11：

$$pH = pK_a + \lg \frac{V_{B^-}}{V_{HB}} \qquad\qquad (3-11)$$

式中，V_{B^-}——共轭碱的体积，mL；V_{HB}——酸的体积，mL。

配制缓冲溶液时，只要按计算值量取酸和碱（或盐）溶液的体积，混合后即可得到一定 pH 的缓冲溶液。需注意的是，由上述公式算得的 pH 是近似值，准确的计算应该用活度而不是浓度。要配制准确 pH 的缓冲溶液，可参考有关手册和参考书上的配方，它们的 pH 是由精确的实验方法确定的。

三、仪器和试剂

（1）仪器。pHS – 3C 酸度计、pH 复合电极、干燥的烧杯、吸量管、移液管、量筒、玻璃棒、吸水纸等。

（2）试剂。0.10 mol/L CH_3COOH、0.10 mol/L CH_3COONa、0.10 mol/L $NH_3 \cdot H_2O$、0.10 mol/L NH_4Cl、0.10 mol/L HCl、0.10 mol/L NaOH、1.0 mol/L HCl、1.0 mol $\cdot L^{-1}$ NaOH、pH = 4.00 的盐酸、pH = 10.00 的 NaOH 溶液。

四、实验内容

（一）缓冲溶液的配制与 pH 测定

甲、乙两种缓冲溶液的组成如表 3 – 6 所示，根据式 3 – 10 计算配制 50.00 mL 的缓冲溶液所需各组分的体积（25 ℃下 CH_3COOH 的 $pK_a = 4.75$，NH_4Cl 的 $pK_a = 9.25$），并填入表 3 – 6 中。取洁净的 50 mL 小烧杯两个，分别记为甲、乙烧杯。用吸量管和移液管分别移取各试剂的计算量加入烧杯中，混匀后备用。用酸度计测定所配制的缓冲溶液的 pH，比较理论计算值与酸度计测定值是否相符（溶液留作后面实验用）。

（二）缓冲溶液的性质

（1）用量筒分别从甲烧杯中量出 20 mL 的甲缓冲溶液到两个干燥的 50 mL 烧杯中，记为甲1、甲2，往甲1烧杯中加入 2 滴 1 mol/L 盐酸，甲2烧杯中加入 2 滴 1 mol/L NaOH 溶液，向甲烧杯中加入 10 mL 水，混匀后用酸度计分别测其 pH，将结果记录在表 3 – 7 中。再用 pH = 4.00 的盐酸代替甲缓冲溶液重做上述实验，将结果记录在表 3 – 7 中。

（2）用量筒分别从乙烧杯中量出 20 mL 的乙缓冲溶液到两个干燥的 50 mL 烧杯中，记为乙1、乙2，往乙1烧杯中加入 2 滴 1 mol/L 盐酸，乙2烧杯中加入 2 滴 1 mol/L NaOH 溶液，向乙烧杯中加入 10 mL 水，混匀后用酸度计分别测其 pH，将结果记录在表 3 – 7 中。再用 pH = 10.00 的 NaOH 溶液代替乙缓冲溶液重做上述实验，将结果记录在表 3 – 7 中。

通过以上实验结果，说明缓冲溶液具有什么性质？

五、数据记录与处理

将实验结果填入表 3–6 和表 3–7。

表 3–6 缓冲溶液配制数据记录

实验号	理论 pH	组分	体积/mL	酸度计测定 pH
甲	4.00	0.10 mol/L CH$_3$COOH		
		0.10 mol/L CH$_3$COONa		
乙	10.00	0.10 mol/L NH$_3 \cdot$ H$_2$O		
		0.10 mol/L NH$_4$Cl		

表 3–7 缓冲溶液的性质数据记录

实验号	溶液类别	pH	加 2 滴 1 mol/L HCl 后的 pH	加 2 滴 1 mol/L NaOH 后的 pH	加 10 mL 水 后的 pH
1	pH = 4.00 的盐酸				
2	pH = 4.00 的缓冲溶液				
3	pH = 10.00 的 NaOH 溶液				
4	pH = 10.00 的缓冲溶液				

六、注意事项

（1）每测定完一种溶液，复合电极需用蒸馏水洗净并吸干后才能测定另一种溶液。

（2）学习酸度计的正确使用方法，注意电极的保护。

（3）盐酸不能抵抗强酸、强碱的影响，在滴加 NaOH 后 pH 会有较大变化，需最后测定；NaOH 溶液滴加 HCl 后也需最后测定。

七、思考题

（1）为什么缓冲溶液具有缓冲作用？NaHCO$_3$溶液是否具有缓冲作用，为什么？

（2）缓冲溶液的 pH 由哪些因素决定？

（刘辰鹏）

实验五 乙酸电离度和电离常数的测定

一、目的要求

（1）测定乙酸的电离度和电离平衡常数，掌握测定原理和方法。

（2）掌握酸度计的使用方法。

（3）巩固溶液的配制，容量瓶和吸量管的使用，学习溶液浓度的标定。

二、实验原理

乙酸 CH_3COOH 是一元弱酸，在溶液中存在下列电离平衡：

$$CH_3COOH \rightleftharpoons H^+ + CH_3COO^-$$

若 c 为 CH_3COOH 的起始浓度；$[H^+]$、$[CH_3COO^-]$、$[CH_3COOH]$ 分别为平衡时浓度，则电离度 α 见式 3 – 12：

$$\alpha = \frac{[H^+]}{c} \times 100\% \tag{3 – 12}$$

电离常数见式 3 – 13：

$$K_a = \frac{[H^+][CH_3COO^-]}{[CH_3COOH]} = \frac{[H^+]^2}{c - [H^+]} \tag{3 – 13}$$

配置并标定 CH_3COOH 溶液的浓度，再用酸度计测出已知浓度 CH_3COOH 溶液的 pH，根据 $pH = -\lg[H^+]$，就可算出溶液的 $[H^+]$，即可求得 CH_3COOH 的电离度 α 和电离常数 K_a。

三、仪器和试剂

（1）仪器。碱式滴定管、锥形瓶、量筒、移液管、吸量管、容量瓶、干燥小烧杯、pHS – 3C 型酸度计、玻璃棒。

（2）试剂。冰醋酸，0.1 mol/L NaOH 标准溶液、酚酞指示剂、pH = 4.00 标准缓冲溶液（25 ℃）、pH = 6.86 标准缓冲溶液（25 ℃）。

四、实验内容

（一）配置 0.1 mol/L 的乙酸溶液

用量筒量取 1.4 mL 无水醋酸（浓度约 17.4 mol/L）置于烧杯中，加入 249 mL 蒸馏水稀释，用玻璃棒搅匀即得 250 mL 浓度约为 0.1 mol/L 的乙酸溶液，将其转移到试剂瓶中备用。

（二）乙酸溶液的标定

用移液管准确移取 25.00 mL 乙酸溶液（V_1）于锥形瓶中，加入酚酞指示剂 1 ～2 滴，用标准 NaOH 溶液（c_2）滴定，边滴边摇，待溶液呈微红色且 30 min 内不褪色即为终点。记录所消耗的 NaOH 标准溶液的体积 V_2，根据公式 $c_1V_1 = c_2V_2$ 计算出醋酸溶液的浓度 c_1。平行测 3 次，计算出乙酸溶液浓度的平均值，将结果记录在表 3 – 8 中。

（三）配置不同浓度的乙酸溶液

分别用吸量管和移液管准确量取 2.50 mL、5.00 mL、25.00 mL 标定好的乙酸溶液于 3 个 50 mL 的容量瓶中，用蒸馏水稀释至刻度，摇匀，并计算出 3 个容量瓶中 CH_3COOH 溶液的准确浓度（四位有效数字），将结果记录在表 3-8 中。

（四）pH 的测定

用四个干燥的 50 mL 小烧杯分别取上述 3 种不同浓度的溶液及原醋酸溶液 30 ~ 40 mL，将溶液从稀到浓排序编号为：1、2、3，原乙酸溶液为 4 号，分别用酸度计测定它们的 pH，将结果记录在表 3-8 中。

由测得的乙酸溶液 pH 计算各醋酸溶液的电离度、电离平衡常数，并填入表 3-8 中。

五、数据记录与处理

将测定数据填入表 3-8。

表 3-8　乙酸电离度和电离常数的测定

编号	醋酸体积/mL	水体积/mL	c_{CH_3COOH}/mol·L^{-1}	pH	[H$^+$]/mol·L^{-1}	α/%	K_a
1	2.50	47.50					
2	5.00	45.00					
3	25.00	25.00					
4	50.00	0					

K_a 在 1.0×10^{-5} ~ 2.0×10^{-5} 范围内合格（25 ℃时，CH_3COOH 的 K_a 值为 1.76×10^{-5}）

六、注意事项

（1）测定乙酸溶液 pH 用的小烧杯，必须洁净、干燥，否则，会影响乙酸起始浓度。

（2）测定 CH_3COOH 溶液的 pH 时，要按溶液从稀到浓的次序进行，每次换测量液时都必须清洗电极并吸干，保证浓度不变，减小误差。

（3）测定 pH 时电极的测量部分应全部浸没在溶液中，否则读数不稳定且不准确。

（4）pH 计使用时要先用标准 pH 溶液校正。

七、思考题

（1）标定乙酸浓度时，可否用甲基橙作指示剂？为什么？

（2）"电离度越大，酸度就越大"，这句话是否正确？

（3）用 pH 计测定乙酸溶液的 pH，为什么要按浓度由低到高的顺序进行？

（4）乙酸的电离度和电离平衡常数是否受乙酸浓度变化的影响？

（刘辰鹏）

实验六　氧化还原平衡

一、目的要求

（1）掌握酸度、浓度对电极电势和氧化还原反应的影响。
（2）掌握电极电势和氧化还原反应的关系。
（3）了解氧化性和还原性的相对性。
（4）了解原电池的组成、工作原理及原电池电动势的测量方法。

二、实验原理

氧化还原反应是一种反应前后元素的氧化数发生升降变化的化学反应，反应的实质是反应物之间发生了电子转移或偏移，氧化剂在反应中得到电子被还原，元素的氧化数降低，发生还原反应，对应还原产物；还原剂在反应中失去电子被氧化，元素的氧化数升高，发生氧化反应，对应氧化产物。同一元素不同的氧化数可以用电对表示，电对的电极电势值反映了物质的氧化和还原能力强弱，电极电势越小，电对中的还原型的还原能力越强；电极电势越大，电对中的氧化型的氧化能力越强。

原电池是根据氧化还原反应中化学能转化为电能设计的装置，原电池有正负两个电极，正极发生还原反应，得到电子，负极发生氧化反应，失去电子，电极反应可表示为：

$$\text{氧化型（Ox）} + ne^- \Longrightarrow \text{还原型（Red）}$$

原电池的电动势 $E = \varphi_+ - \varphi_-$（$\varphi_+$、$\varphi_-$ 分别表示正负极的电极电势）。

利用电极电势大小可以判断氧化还原反应的方向。一般情况下，氧化还原反应的方向是较强的氧化剂和还原剂向着生成较弱的氧化剂和还原剂进行。即氧化还原反应的方向是：

$$\text{强氧化剂 1 + 强还原剂 2} \longrightarrow \text{弱还原剂 1 + 弱氧化剂 2}$$

电极电势的数值可由能斯特方程式求解，当温度为 298.15 K，

$$\varphi_{Ox/Red} = \varphi_{Ox/Red}^{\theta} + \frac{0.0592}{n} \lg \frac{[Ox]}{[Red]} \tag{3-14}$$

由此可看出，电对的电极电势大小受到氧化型、还原型的浓度以及溶液酸度的影响。介质的酸碱性也会影响氧化还原反应的产物。例如 $KMnO_4$ 在不同的酸性介质中发生氧化还原反应，还原产物不同，酸性、中性和碱性介质对应的还原产物分别为 Mn^{2+}、MnO_2 和 MnO_4^{2-}。

一个元素具有多个氧化数时，处于中间氧化态的物质（H_2O_2）既可作为氧化剂又可

作为还原剂。

三、仪器和试剂

（1）仪器。试管、试管架、烧杯、量筒、玻璃棒、盐桥、导线、多功能万用表（伏特计）。

（2）试剂。0.5 mol/L $CuSO_4$、0.5 mol/L $ZnSO_4$、0.1 mol/L KI、0.1 mol/L $FeCl_3$、0.2 mol/L NH_4F、0.01 mol/L $KMnO_4$、2 mol/L H_2SO_4、6 mol/L NaOH、0.2 mol/L Na_2SO_3、0.1 mol/L KBr、0.1 mol/L $FeSO_4$、0.2 mol/L $SnCl_2$、0.1 mol/L KSCN、3% H_2O_2、浓氨水、溴水、碘水、CCl_4、锌片、铜片。

四、实验内容

（一）原电池

1．铜锌原电池

分别量取 25 mL 0.5 mol/L 的 $CuSO_4$ 溶液和 25 mL 0.5 mol/L 的 $ZnSO_4$ 溶液于两个烧杯中，在 $CuSO_4$ 溶液的烧杯中插入铜片，在 $ZuSO_4$ 溶液的烧杯中插入锌片，两个烧杯之间以盐桥相连，用导线将伏特计的正极、负极分别与铜片和锌片连接，组成原电池，测量原电池的电动势，记录数值，写出原电池符号。

2．浓度对电极电势的影响

（1）向上述原电池 $CuSO_4$ 溶液中滴加浓氨水，边滴加边搅拌，直至生成的蓝色沉淀完全溶解，形成深蓝色溶液，记录伏特计的读数。

（2）向上述原电池 $ZnSO_4$ 溶液中滴加浓氨水，边滴加边搅拌，直至生成的白色沉淀完全溶解，形成无色溶液，记录伏特计的读数。

比较 3 次电动势的测定结果，用能斯特方程式解释现象并说明浓度对电极电势的影响，实验完毕，用蒸馏水冲洗电极和盐桥。

（二）浓度、酸度对氧化还原反应的影响

1．浓度对氧化还原反应的影响

取一支干燥洁净的试管，滴加 5 滴 0.1 mol/L KI 溶液和 5 滴 0.1 mol/L $FeCl_3$ 溶液，再滴加 10 滴 CCl_4，充分振摇后，观察 CCl_4 层颜色，继续逐滴滴加 0.2 mol/L NH_4F 溶液，振摇试管，观察 CCl_4 层颜色变化。

2．介质酸碱性对氧化还原产物的影响

取三支干燥洁净的试管，分别滴加 1 滴 0.01 mol/L $KMnO_4$ 溶液，在第一支试管中滴加 5 滴 2 mol/L H_2SO_4 溶液，第二支滴加 5 滴去离子水，第三支滴加 5 滴 6 mol/L NaOH 溶液，分别在三支试管中滴加 1 滴 0.2 mol/L Na_2SO_3，振摇试管并观察试管中的现象，写出相应的离子方程式。

（三）电极电势和氧化还原反应的关系

（1）取一支干燥洁净的试管，滴加 5 滴 0.1 mol/L KI 溶液和 5 滴 0.1 mol/L $FeCl_3$ 溶液，再滴加 5 滴 CCl_4，充分振摇后，观察 CCl_4 层颜色。

（2）用 0.1 mol/L KBr 溶液代替 0.1 mol/L KI 溶液，以相同的条件进行实验，观察 CCl_4 层颜色。

（3）另取两支干燥洁净的试管，分别滴加 10 滴 0.1 mol/L $FeSO_4$ 溶液，其中一支滴加 2 滴溴水，另一支滴加 2 滴碘水，振荡摇匀，再各滴加 10 滴 CCl_4 溶液，充分振摇后，观察有何现象。

根据以上实验现象，比较 Br_2/Br^-、I_2/I^-、Fe^{3+}/Fe^{2+} 三个电对的电极电势大小，分别指出最强的氧化剂、最强的还原剂。

（四）利用电极电势判断氧化还原反应进行的顺序

取一支干燥洁净的试管，滴加 10 滴 0.1 mol/L $FeCl_3$ 溶液和 4 滴 0.1 mol/L $KMnO_4$ 溶液，摇匀后逐滴滴加 0.2 mol/L $SnCl_2$ 溶液，至 $KMnO_4$ 溶液刚好褪色为宜，滴加 1 滴 0.1 mol/L KSCN 溶液，观察实验现象。继续滴加 0.2 mol/L $SnCl_2$ 溶液，观察溶液颜色变化，写出相应的离子方程式。

（五）H_2O_2 氧化性和还原性的相对性

取两支干燥洁净的试管，分别滴加 2 滴 2 mol/L H_2SO_4 溶液，第一支试管滴加 2 滴 0.1 mol/L $KMnO_4$ 溶液和 2 滴 3% H_2O_2 溶液，另一支滴加 2 滴 0.1 mol/L KI 溶液、2 滴 3% H_2O_2 溶液和 10 滴 CCl_4，振摇试管，观察两支试管颜色变化，写出相应的离子方程式。

五、注意事项

（1）盐桥为 U 形玻璃管，管内物质为 KCl 饱和琼脂。
（2）使用锌片、铜片电极前要用砂纸打磨光亮，避免接触不良，影响伏特计的读数。
（3）$FeSO_4$ 和 Na_2SO_3 溶液要现用现配。
（4）CCl_4 的密度大于水。I_2 在 CCl_4 中显紫色，Br_2 在 CCl_4 中显橘黄色。

六、思考题

1. $KMnO_4$ 在不同介质中的还原产物分别是什么？何种介质中氧化性最强？
2. 怎样判断氧化剂和还原剂的强弱、氧化还原反应的方向？

（徐　丹）

实验七　配合物的合成、性质和应用

一、目的要求

（1）了解配合物的合成、组成及与简单化合物的区别。
（2）掌握配位平衡与酸碱平衡、沉淀平衡、氧化还原平衡的关系。
（3）了解利用配合物的掩蔽效应鉴别离子的方法。

二、实验原理

由中心原子或离子与几个配体分子或离子以配位键形式相结合而形成的复杂分子或离

子，称为配位单元。凡是含有配位单元的化合物称为配位化合物，简称配合物。配位单元在配合物中称为内界，配位单元为离子时又叫作配离子。

配离子在溶液中存在着配位解离平衡。例如［Cu（NH₃）₄]²⁺配离子在溶液中存在下列的配位解离平衡：

$$Cu^{2+} + 4NH_3 \rightarrow [Cu(NH_3)_4]^{2+}$$

$$K_s = \frac{[Cu(NH_3)_4]^{2+}}{[Cu^{2+}] \cdot [NH_3]^4} \qquad (3-15)$$

K_s 称为配离子在配位解离平衡时的稳定常数，表示配离子的稳定程度，在配离子反应过程中，稳定常数小的配离子可转化为稳定常数大的配离子。配离子的配位解离平衡也是一种化学平衡，改变中心离子或配体的浓度，配位解离平衡将发生移动。例如，改变溶液的浓度、酸碱性，加入沉淀剂或氧化还原性物质，均可使配位解离平衡发生移动。

$$\begin{array}{ccc}
[Ag(NH_3)_2]^+ & \longrightarrow Ag^+ & + 2NH_3 \\
& + & + \\
& Br^- & H^+ \\
& \downarrow & \downarrow \\
& AgBr & NH_4^+
\end{array}$$

配位反应应用广泛，利用金属离子生成配离子后颜色、溶解度、氧化还原性质等的变化，进行离子鉴定、干扰离子的掩蔽反应等。例如：生成配离子后溶液颜色发生改变。

$$Cu^{2+} + 4NH_3 \rightarrow [Cu(NH_3)_4]^{2+}$$
蓝　　　　　　　深蓝
$$Fe^{3+} + 6F^- \rightarrow [FeF_6]^{3-}$$
黄　　　　　　无色

AgCl 沉淀生成配离子而溶解。

$$AgCl_{(s)} + 2NH_3 \rightarrow [Ag(NH_3)_2]^+ + Cl^-$$

三、仪器和试剂

（1）仪器。试管、滴管、试管架、试管刷。

（2）试剂。0.1 mol/L CuSO₄、2.0 mol/L 氨水、1.0 mol/L HCl、1.0 mol/L BaCl₂、2.0 mol/L NaOH、0.1 mol/L FeCl₃、0.1 mol/L K₃[Fe(CN)₆]、0.1 mol/L NH₄Fe(SO₄)₂、

1.0 mol/L KSCN、2.0 mol/L NH_4F、0.1 mol/L $AgNO_3$、0.1 mol/L NaCl、0.1 mol/L KI、0.1 mol/L $FeSO_4$、0.1 mol/L $NiSO_4$、0.1 mol/L $CoCl_2$、饱和（NH_4）C_2O_4、95%乙醇、CCl_4、0.25%邻二氮菲、丁二酮肟（乙醇溶液）、丙酮。

四、实验内容

（一）配合物的合成和组成

1. 配合物的合成

取三支干燥洁净的试管，各滴加 10 滴 0.1 mol/L $CuSO_4$ 溶液和 10 滴蒸馏水，再逐滴滴入 2.0 mol/L 氨水至生成的沉淀刚好溶解，得到深蓝色溶液。向其中一支试管中加入 1.0 mL 95% 乙醇，振荡试管，观察实验现象。写出离子方程式，另外两支试管保留备用。

2. 配合物的组成

在上述一支试管中滴加 2 滴 1.0 mol/L $BaCl_2$ 溶液，另一支试管中滴加 2 滴 2.0 mol/L NaOH 溶液，观察实验现象，并写出离子方程式。

另取两支干燥洁净的试管，各滴加 10 滴 0.1 mol/L $CuSO_4$ 溶液，分别向试管中滴加 2 滴 1.0 mol/L $BaCl_2$ 溶液和 2 滴 1.0 mol/L NaOH 溶液，观察实验现象，并写出离子方程式。

通过以上实验现象，分析配合物内界和外界的组成，写出配合物的化学组成式。

（二）配合物与简单化合物、复盐的区别

（1）取一支干燥洁净的试管，滴加 5 滴 0.1 mol/L $FeCl_3$ 溶液，再滴加 2 滴 1.0 mol/L KSCN 溶液，观察溶液颜色。

（2）用 0.1 mol/L $K_3[Fe(CN)_6]$ 代替 $FeCl_3$ 溶液，以相同的条件进行实验，观察现象是否相同。

（3）如何设计实验步骤证明 $NH_4Fe(SO_4)_2$ 是复盐？

（三）配合物的稳定性比较

取一支干燥洁净的试管，滴加 10 滴 0.1 mol/L $FeCl_3$ 溶液和 1 滴 1.0 mol/L KSCN 溶液，观察溶液颜色变化。再滴加几滴 2.0 mol/L NH_4F 溶液，溶液颜色如何变化？再滴加几滴饱和（NH_4）C_2O_4 溶液，颜色又将如何变化？写出离子方程式。

（四）配位平衡的移动

1. 配位平衡和酸碱平衡

取一支干燥洁净的试管，滴加 10 滴 0.1 mol/L $CuSO_4$ 溶液和 10 滴蒸馏水，再逐滴滴加 2.0 mol/L 氨水至生成的沉淀刚好溶解，此溶液即为硫酸四氨合铜（Ⅱ）溶液，然后分成两份，一份滴加 1.0 mol/L 盐酸，另一份滴加 2.0 mol/L NaOH 溶液，观察实验现象，写出离子方程式。

2. 配位平衡和沉淀平衡

取一支干燥洁净的试管，滴加 5 滴 0.1 mol/L $AgNO_3$ 溶液，再滴加 5 滴 0.1 mol/L NaCl 溶液，观察沉淀生成的现象，向试管中滴加过量的 2.0 mol/L 氨水，观察实验现象，写出离子方程式。

3. 配位平衡和氧化还原平衡

取两支干燥洁净的试管，各滴加 5 滴 0.1mol/L $FeCl_3$ 溶液和 10 滴 CCl_4 溶液，然后向其

中一支试管中滴加 2.0 mol/L NH_4F 溶液直至溶液颜色变为无色,向另一支试管中滴入几滴蒸馏水,两支试管摇匀后各滴加 5 滴 0.1 mol/L KI 溶液,振荡,比较两支试管 CCl_4 层颜色,解释现象原因并写出离子方程式。

（五）配合物的应用

（1）取一支干燥洁净的试管,滴加 2 滴 0.1 mol/L $FeSO_4$ 溶液和 3 滴 0.25% 邻二氮菲溶液,观察实验现象,写出离子方程式,此反应可作为 Fe^{2+} 的离子鉴别反应。

（2）取一支干燥洁净的试管,滴加 2 滴 0.1 mol/L $NiSO_4$ 溶液和 2 滴丁二酮肟乙醇溶液,观察实验现象,写出离子方程式,此反应可作为 Ni^{2+} 的离子鉴别反应。

（3）取一支干燥洁净的试管,滴加 2 滴 0.1 mol/L $CoCl_2$ 溶液和 2 滴 1.0 mol/L KSCN 溶液,再滴加几滴丙酮,观察实验现象,写出离子方程式,此反应可作为 Co^{2+} 的离子鉴别反应。

（4）取一支干燥洁净的试管,滴加 2 滴 0.1 mol/L $FeCl_3$ 溶液和几滴 0.1 mol/L KSCN 溶液,观察实验现象,写出离子方程式,此反应可作为 Fe^{3+} 的离子鉴别反应。

（5）鉴定和分离离子时,经常利用配合物形成的方法以掩蔽干扰离子。例如:溶液中同时存在 Co^{2+} 和 Fe^{3+} 时,可采用 NH_4F 来掩蔽 Fe^{3+},不需分离即可用 KSCN 法鉴定 Co^{2+}。请同学们设计实验步骤鉴别混合溶液中的 Fe^{3+} 和 Co^{2+}。

五、注意事项

（1）在性质实验中,生成的沉淀量以恰好观察到沉淀即可,同时沉淀溶解以恰好溶解为宜。因此,要求在滴加过程中必须逐滴滴加,且边滴边摇。

（2）NH_4F 试剂对玻璃有腐蚀作用,应放在塑料瓶中储存。

六、思考题

根据本实验的实验现象,说明配合物和简单化合物的区别以及影响配位平衡的因素有哪些。

（徐　丹）

实验八　容量分析仪器的洗涤及基本操作练习

一、目的要求

（1）掌握容量分析仪器的洗涤方法。
（2）熟练掌握滴定管、移液管、吸量管和容量瓶的使用方法。
（3）初步掌握酸碱滴定操作,学习滴定终点的观察和判断。

二、仪器和试剂

（1）仪器。滴定管、铁架台、吸耳球、移液管、吸量管、锥形瓶、容量瓶、玻璃棒。
（2）试剂。0.10 mol/L 盐酸、0.10 mol/L NaOH 溶液、0.1% 甲基橙指示剂、0.1% 酚

酞指示剂、去离子水。

三、实验内容

1. 认识各种容量分析仪器

2. 容量分析仪器的洗涤（见第二章第六节）

3. 容量分析仪器的操作练习

（1）用蒸馏水反复练习移液管、吸量管吸液、读数和放液操作。

（2）用蒸馏水反复练习滴定管的排气操作和读数方法（估读到小数点后第二位）。

（3）用蒸馏水反复练习以下滴定操作：①使液滴逐滴滴下；②只滴下一滴溶液，立即关闭活塞；③使液滴悬而未落（即为半滴）。

4. 酸碱的相互滴定

往酸式滴定管中注入 0.10 mol/L 盐酸，碱式滴定管中注入 0.10 mol/L NaOH 溶液，同时记录滴定管的初读数。

（1）用盐酸滴定 NaOH 溶液。用 20 mL 移液管移取 20.00 mL 0.10 mol/L NaOH 溶液于 250 mL 锥形瓶中，加入 1～2 滴甲基橙指示剂，用装有 0.10 mol/L 盐酸的酸式滴定管滴定。以每秒 3～4 滴的速度滴入盐酸，同时右手运用腕力摇动锥形瓶，使其向同一方向作圆周运动，边滴加溶液边摇动锥形瓶。滴定到一定时候，滴落点周围出现暂时性的颜色变化。在离滴定终点较远时，颜色变化立即消逝；临近终点时，变色甚至可以暂时扩散到全部溶液，不过在摇动 1～2 次后变色完全消逝，这时用去离子水冲洗锥形瓶内壁，以洗下因摇动而溅起的溶液，再半滴半滴地加入滴定液，如此反复直到溶液颜色由黄色变为橙色，保持 30 s 不褪色，即为滴定终点。记录滴定管的终读数，并将数据记录于表 3 - 9 中。

平行滴定 3 次，要求滴定结果相对平均偏差在 0.2% 以内。

（2）用 NaOH 溶液滴定盐酸。从酸式滴定管中放出 20.00 mL 0.10 mol/L 盐酸于 250 mL 锥形瓶中，加入 2 滴酚酞指示剂，用装有 0.10 mol/L NaOH 溶液的碱式滴定管滴定。当溶液颜色由无色变为淡红色，并保持 30 s 不褪色，即为滴定终点。记录滴定管的读数，并将数据记录于表 3 - 10 中。

平行滴定 3 次，要求滴定结果相对平均偏差在 0.2% 以内。

四、数据记录与处理

将实验数据记录在表 3 - 9 和表 3 - 10。

表 3 - 9　用盐酸滴定 NaOH 溶液数据记录

项目	1	2	3
V_{NaOH}/mL	20.00	20.00	20.00
V_{HCl}/mL（初读数）			
V_{HCl}/mL（终读数）			
V_{HCl}/mL			

表 3-10　用 NaOH 溶液滴定盐酸数据记录

项目	1	2	3
V_{HCl}/mL	20.00	20.00	20.00
V_{NaOH}/mL（初读数）			
V_{NaOH}/mL（终读数）			
V_{NaOH}/mL			

五、注意事项

（1）移液管在调液面和放液过程中，管尖应靠住试剂瓶、锥形瓶的瓶颈内壁，管身垂直，瓶身与水平面呈 45°。

（2）洗涤好的滴定管进行滴定操作前用操作溶液洗涤 3 次，每次用量为 10 mL，其洗法同去离子水荡洗。

（3）滴定前应检查碱式滴定管橡皮管内和滴定管管尖是否有气泡，如有气泡应予排除。

（4）在每次滴定结束后，应将标准溶液加至滴定管零刻度附近，再开始下一份溶液的滴定，以减小误差。

六、思考题

（1）使用移液管、刻度吸量管时应注意什么？留在管内的最后一点溶液如何处理？是否吹下来？

（2）在滴定分析实验中，为何滴定管需要用滴定剂润洗、移液管要用待移取的溶液润洗？润洗几次？滴定中使用的锥形瓶是否也要用滴定剂润洗？为什么？

（3）能否采用已知准确浓度的 NaOH 标准溶液标定 HCl 浓度？应选用哪种指示剂？为什么？滴定操作时将哪种溶液置于锥形瓶中？NaOH 标准溶液应如何移取？

（刘辰鹏）

实验九　酸碱标准溶液的标定

一、目的要求

（1）掌握 Na_2CO_3 溶液的配制方法。

（2）掌握酸碱标准溶液的标定方法。

（3）掌握容量瓶的正确操作，巩固滴定管、移液管的基本操作，学会正确判断终点。

二、实验原理

因浓盐酸具有挥发性，一般采用间接法配制盐酸标准溶液。即先配制成近似浓度的溶液，然后再用基准物质或标准溶液进行标定。标定盐酸时常用的基准物质是无水碳酸钠。

无水碳酸钠（Na_2CO_3，105.99 g/mol）易制得纯品，价格便宜，但吸湿性强。使用前应在 270～300 ℃干燥至恒重，保存在干燥器中备用。用碳酸钠标定盐酸，其反应式为：

$$Na_2CO_3 + 2HCl == 2NaCl + H_2O + CO_2 \uparrow$$

反应达到化学计量点时，pH = 3.90，滴定突跃范围为 pH = 3.50～5.00，可选用甲基橙（变色范围3.1 红～4.4 黄）作指示剂。

由于 NaOH 固体易吸潮，易吸收空气中的 CO_2，因此 NaOH 标准溶液也采用间接法配制。为了配制不含 CO_3^{2-} 的 NaOH 溶液，可采用浓碱法。即先用 NaOH 固体配成饱和溶液，此时溶液中 Na_2CO_3 的溶解度很小，待 Na_2CO_3 沉淀后，取上层清液稀释成所需浓度。

常采用邻苯二甲酸氢钾为基准物质标定 NaOH 标准溶液，也可采用已知准确浓度的盐酸进行标定。HCl 与 NaOH 的反应式为：

$$NaOH + HCl == H_2O + NaCl$$

反应达到化学计量点时，pH = 7.00，滴定突跃范围为 pH = 4.30～9.70，可选用酚酞（变色范围8.0 无色～9.6 红）作指示剂。

三、仪器和试剂

（1）仪器。滴定管、分析天平、称量瓶、玻璃棒、移液管、洗瓶、容量瓶、锥形瓶、烧杯、台秤。

（2）试剂。0.10 mol/L 盐酸、0.10 mol/L NaOH 溶液、无水碳酸钠（GR）、甲基橙指示剂、酚酞指示剂。

四、实验内容

1. 无水碳酸钠的称量

将分析天平调零后，放入干燥洁净的小烧杯，记录空烧杯的质量 $m_{空瓶}$。将无水碳酸钠敲入干净小烧杯中，称瓶重 $m_{空瓶+药品}$。用差减法可得到无水碳酸钠的质量 $m_{Na_2CO_3}$。并将数据记录于表 3 – 11 中。称量的无水碳酸钠质量 $m_{Na_2CO_3}$ 应在 0.400 0～0.600 0 g，否则应重新称量。

2. Na_2CO_3 溶液的配制

Na_2CO_3 溶液的配制参考第二章第六节"容量分析仪器的使用"中容量瓶的操作说明。将已称取好的无水 Na_2CO_3 加少量蒸馏水溶解，待溶液澄清透明后用玻璃棒引流转移到

100 mL容量瓶中。再用蒸馏水洗涤烧杯2～3次，洗涤溶液全部转移到容量瓶中。再加蒸馏水至容量瓶标线，定容。摇匀，待用。

3. 0.10 mol/L HCl 标准溶液的标定

用移液管准确移取 20.00 mL Na$_2$CO$_3$ 溶液，置于锥形瓶中。往锥形瓶中加入 2 滴甲基橙指示剂。用 HCl 标准溶液滴定。当溶液颜色由黄色变为橙色，并保持30 s不褪色时，即为滴定终点。记录 HCl 标准溶液的初读数和终读数于表3－12中。平行测定3次。

4. 0.10 mol/L NaOH 标准溶液的标定

准确移取上述标定好的 HCl 标准溶液 20.00 mL 于锥形瓶中，加入酚酞指示剂 2 滴，用 NaOH 标准溶液滴定。当溶液颜色由无色变到淡红色，并保持30 s不褪色时，即为滴定终点。记录 NaOH 标准溶液的初读数和终读数于表3－13中。平行测定3次。

五、数据记录与处理

将实验数据记录在表3－11和表3－12。

表3－11　无水碳酸钠标准样品的称量

项目	分析天平
$m_{空瓶+药品}$/g	
$m_{空瓶}$/g	
$m_{Na_2CO_3}$/g	

表3－12　HCl 标准溶液滴定数据记录

项目	1	2	3
$V_{Na_2CO_3}$/mL			
V_{HCl}/mL（初读数）			
V_{HCl}/mL（终读数）			
V_{HCl}/mL			

HCl 浓度的计算公式见式3－16：

$$c_{HCl} = \frac{2 \times m_{Na_2CO_3} \times \dfrac{20.00}{100.00}}{M_{Na_2CO_3} \cdot V_{HCl} \times 10^{-3}} \tag{3-16}$$

将 NaOH 标准溶液滴定数据记录在表3－13。

表 3 – 13　NaOH 标准溶液滴定数据记录

项目	1	2	3
c_{HCl} /mol · L^{-1}			
V_{HCl}/mL			
V_{NaOH}/mL（初读数）			
V_{NaOH}/mL（终读数）			
V_{NaOH}/mL			

NaOH 浓度的计算公式见式 3 – 17：

$$c_{NaOH} = \frac{c_{HCl} \cdot V_{HCl}}{V_{NaOH}} \tag{3 – 17}$$

六、注意事项

（1）容量瓶的正确操作：检漏、洗涤、转移、淋洗、定容、摇匀。

（2）滴定管、移液管使用前应注意润洗操作，滴定管使用时还需注意排空气泡。

（3）干燥至恒重的无水碳酸钠有吸湿性，称量时不可长时间暴露于空气中，以免吸收空气中的水分而引起误差。

（4）滴定时受 CO_2 的干扰，使终点变色不够敏锐。因此，滴定近终点时，应将溶液加热煮沸，以除去二氧化碳，待冷至室温后，再继续滴定。

七、思考题

（1）基准物质应具备哪些条件？

（2）溶解 Na_2CO_3 固体时，加水 20 mL 应以量筒量取还是用移液管吸取？为什么？

（3）实验所使用的称量瓶、烧杯、锥形瓶是否必须都烘干？为什么？

（4）标定盐酸时为什么要称 0.5 g 左右的 Na_2CO_3 基准物质？称得过多或过少有何不妥？

（周　丹）

实验十 EDTA 标准溶液的标定和水的总硬度测定

一、目的要求

（1）掌握 EDTA 标准溶液的标定方法。
（2）掌握水的总硬度的测定方法及其计算。

二、实验原理

EDTA 在水中的溶解度很小，常用 EDTA 的二钠盐 $Na_2H_2Y \cdot 2H_2O$，采用间接法配制 EDTA 标准溶液。

常用于标定 EDTA 标准溶液的基准物质有金属 Zn、ZnO、$CaCO_3$ 等。本实验采用 $CaCO_3$（100.01 g/mol）标定 EDTA 标准溶液，反应式为：

$$Ca^{2+} + H_2Y^{2-} \Longrightarrow CaY^{2-} + 2H^+$$

由于上述反应过程中不断释放出 H^+，因此，通常用缓冲溶液控制溶液的酸度。实验中使用 $NH_3 - NH_4Cl$ 缓冲溶液，铬黑 T（EBT）为指示剂。

水的硬度主要是指水中含有可溶性的钙盐和镁盐的量。水的总硬度有三种表示方法：① ρ_{CaO}，即每升水中含有 Ca^{2+}、Mg^{2+} 离子的量折算成 CaO 的毫克数，单位为 mg/L；② ρ_{CaCO_3}，即每升水中含有 Ca^{2+}、Mg^{2+} 离子的量折算成 $CaCO_3$ 的毫克数，单位为 mg/L；③度（°），每升水中含有相当于 10 mg 的 CaO，称为 1°。

在日常饮用水中，如果饮用硬度过高的水，由于 Ca^{2+}、Mg^{2+} 会刺激肠黏膜，易引起慢性腹泻。因此，国家对生产和生活用水硬度都作了统一规定，生活饮用水硬度（GB5749 - 85）≤ 450 mg/L（以 $CaCO_3$ 计）。

测定自来水的硬度，一般采用配位滴定法，用 EDTA 标准溶液滴定 Ca^{2+} 和 Mg^{2+} 的总量。滴定时一般是在 pH = 10 的氨性缓冲溶液进行，用 EBT 作指示剂。化学计量点前，Ca^{2+}、Mg^{2+} 和 EBT 生成酒红色配合物；当达到化学计量点时，已与指示剂配合的金属离子被 EDTA 夺出，释放出指示剂，溶液即显示出游离指示剂的颜色，溶液从酒红色变为纯蓝色，即为滴定终点。反应式如下。

$$CaIn + Y \Longrightarrow CaY + In$$
（酒红色）（无色）（无色）　（蓝色）

滴定时，Fe^{3+}、Al^{3+} 等干扰离子，用三乙醇胺掩蔽；Cu^{2+}、Pb^{2+}、Zn^{2+} 等重金属离子则可用 KCN、Na_2S 或硫基乙酸等掩蔽。

实验中自来水的硬度以 ρ_{CaCO_3}（摩尔质量为 100.01 g/mol）表示，单位为 mg/L。

三、仪器和试剂

（1）仪器。烧杯、移液管架、移液管、吸球、洗瓶、滴定管、台秤、电子分析天平、容量瓶、锥形瓶、玻璃棒。

（2）试剂。$Na_2H_2Y \cdot 2H_2O$（s）、$CaCO_3$（s）、4 mol/L 盐酸、EBT 指示剂、pH = 10 的 $NH_3 - NH_4Cl$ 缓冲液。

四、实验内容

1. 0.010 mol/L EDTA 溶液的配制

台秤上称取 $Na_2H_2Y \cdot 2H_2O$ 1.5～1.7 g 置于小烧杯中，用少量蒸馏水溶解后，转入聚乙烯塑料瓶中，加蒸馏水稀释至 500 mL，摇匀，贴上标签。

2. $CaCO_3$ 溶液的配制

准确称取干燥的 $CaCO_3$ 基准物质 0.10～0.11 g（称准至小数点后第四位）于 50 mL 烧杯中，用少量水润湿。沿烧杯壁缓缓加入 4 mol/L HCl 约 10 滴，使之完全溶解。再加少量水稀释，将溶液全部转移至 100 mL 容量瓶中，用蒸馏水洗涤烧杯 2～3 次，洗涤液一并加入容量瓶，定容，摇匀，计算其准确浓度。

3. EDTA 标准溶液的标定

移液管准确移取上述配制好的 $CaCO_3$ 溶液 20.00 mL 于锥形瓶中，加入 10 mL pH = 10 的 $NH_3 - NH_4Cl$ 缓冲液，加 3 滴 EBT 指示剂，摇匀后，用 EDTA 标准溶液滴定。溶液颜色由酒红色变为纯蓝色，并保持 30 s 不褪色，即为滴定终点。平行测定 3 次。

4. 水的硬度的测定

准确移取自来水 100.00 mL 于锥形瓶中，加 5 mL pH = 10 的 $NH_3 - NH_4Cl$ 缓冲液，加入 3 滴 EBT 指示剂，充分摇匀后，用 EDTA 标准溶液滴定。溶液颜色由紫红色变为纯蓝色，并保持 30 s 不褪色，即为滴定终点。平行测定 3 次。

五、数据记录与处理

1. $CaCO_3$ 溶液的配制

m_{CaCO_3} = _____ g, c_{CaCO_3} = _____ mol/L, V_{CaCO_3} = _____ mL

2. EDTA 标准溶液的标定

将数据记录于表 3 - 14 中。

表 3 - 14   EDTA 标准溶液滴定数据记录

项目	1	2	3
m_{CaCO_3} /g			
c_{CaCO_3} /mol · L^{-1}			
V_{CaCO_3} /mL			

（续上表）

项目	1	2	3
V_{EDTA}/mL（滴定管初读数）			
V_{EDTA}/mL（滴定管终读数）			
消耗 V_{EDTA}/mL			

EDTA 浓度计算公式见式 3 – 18：

$$c_{EDTA} = \frac{c_{CaCO_3} \cdot V_{CaCO_3}}{V_{EDTA}} \tag{3－18}$$

3．水的硬度的测定

将数据记录于表 3 – 15 中。根据实验数据，计算测定结果。

表 3 – 15　水的硬度的测定滴定数据记录

项目	1	2	3
V_{H_2O}/mL			
V_{EDTA}/mL（滴定管初读数）			
V_{EDTA}/mL（滴定管终读数）			
消耗 V_{EDTA}/mL			

水的硬度计算公式见式 3 – 19：

$$\rho_{CaCO_3} = \frac{c_{EDTA} \cdot V_{EDTA} \cdot M_{CaCO_3}}{V_{水样}} \times 1\,000\,(mg/L) \tag{3－19}$$

六、注意事项

（1）$CaCO_3$基准试剂加 HCl 溶解时，速度要慢，以防剧烈反应产生 CO_2 气泡，而使 $CaCO_3$溶液飞溅损失。

（2）配位滴定反应进行较慢，因此滴定速度不宜太快，尤其是临近终点时，更应缓慢滴定，并充分摇动。

（3）滴定终点颜色不易判断，可采用对比法。

七、思考题

（1）配位滴定法与酸碱滴定法相比，有哪些不同点？滴定操作过程中应注意哪些问题？

（2）测定水的总硬度时，为什么要控制溶液的 pH 为 10？

（周　丹）

实验十一　高锰酸钾标准溶液的配制和标定

一、目的要求

（1）熟悉高锰酸钾标准溶液的配制方法和保存条件。

（2）掌握用草酸钠标定高锰酸钾溶液浓度的原理和方法。

二、实验原理

高锰酸钾（$KMnO_4$）具有很强的氧化性。市售的 $KMnO_4$ 常含有少量 MnO_2、硝酸盐、硫酸盐、氯化物等杂质；配制 $KMnO_4$ 溶液用的蒸馏水中常含有少量的还原性有机杂质。在 MnO_2 的催化作用下，这些还原性有机杂质可与 $KMnO_4$ 发生氧化还原反应，生成 MnO_2 和 $MnO(OH)_2$，它们可加速 $KMnO_4$ 进一步分解。同时光照也可引起 $KMnO_4$ 的分解。因此，不能用直接法配制准确浓度的高锰酸钾标准溶液，在实际工作中，可先配制成近似浓度的溶液，再用基准物质进行标定。标定高锰酸钾的常用的基准物质有 $Na_2C_2O_4$、As_2O_3、$H_2C_2O_4 \cdot 2H_2O$、$Fe(NH_4)_2(SO_4)_2 \cdot 6H_2O$ 和纯铁等。其中 $Na_2C_2O_4$ 价格低廉、性质稳定、不含结晶水，是标定 $KMnO_4$ 最常用的基准物质。在酸性条件下其化学反应式为：

$$2MnO_4^- + 5C_2O_4^{2-} + 16H^+ =\!=\!= 2Mn^{2+} + 10CO_2\uparrow + 8H_2O$$

此反应需要事先将草酸钠溶液加热至 75～85 ℃。滴定开始时，反应较慢，$KMnO_4$ 溶液必须逐滴加入，等到溶液颜色消失后再滴加下一滴。如果滴加速度过快，$KMnO_4$ 在热溶液中将按照以下化学反应式发生分解而造成误差：

$$4KMnO_4 + 6H_2SO_4 =\!=\!= 2K_2SO_4 + 4MnSO_4 + 6H_2O + 5O_2\uparrow$$

在滴定过程中，随着溶液中 Mn^{2+} 的增多，反应速度逐渐加快，此时亦可加快滴定速度，以每秒 3～4 滴为宜。本实验不需要其他指示剂，可借助于 $KMnO_4$ 溶液本身颜色，判断滴定终点。终点溶液颜色为淡红色，且 30 s 内不褪色。

三、仪器和试剂

（1）仪器。滴定管、移液管、棕色试剂瓶、吸量管、量筒、锥形瓶、玻璃砂芯漏斗、恒温水浴箱。

（2）试剂。$KMnO_4$（AR）、$Na_2C_2O_4$（GR）、2 mol/L 稀 H_2SO_4 溶液。

四、实验内容

1. $KMnO_4$ 标准溶液的配制

称取 0.70 g 固体 $KMnO_4$（分子量为 158.03），溶于 1 000 mL 新煮沸过并且放冷的蒸馏水中，混匀，置于棕色试剂瓶内，在阴暗处静置 7～10 d 后，用玻璃砂芯漏斗过滤除去不溶性杂质，并将其保存于另一棕色试剂瓶中，待标定。

2. $Na_2C_2O_4$ 标准溶液的配制

将 $Na_2C_2O_4$（分子量为 134.01）在 105～110 ℃ 的烘箱中干燥至恒重，准确称取 0.140 0～0.160 0 g 于小烧杯中，加适量蒸馏水溶解，转移到 100 mL 容量瓶中，并用少量蒸馏水洗涤 2～3 次，洗涤液也一并转移到容量瓶中，定容，摇匀，待用。

3. $KMnO_4$ 标准溶液的标定

将待标定的 $KMnO_4$ 溶液润洗滴定管后装入滴定管中，记录初读数；用移液管准确移取 20.00 mL $Na_2C_2O_4$ 溶液于锥形瓶中，再用量筒量取 9 mL 的 2 mol/L H_2SO_4 溶液至锥形瓶中，并在 80 ℃ 恒温水浴中加热 1～2 min 后，用待标定的 $KMnO_4$ 溶液趁热滴定。滴定初始速度要慢，先加一滴，并充分振摇，等待溶液的紫红色褪去后，再滴加第二滴。此后可稍加快滴定速度，控制在每秒 3～4 滴（切记不要成股流下）。接近终点时，紫红色褪去得很慢，应减慢滴定速度，并用少量蒸馏水冲洗锥形瓶内壁，同时充分摇匀。滴定终点颜色为淡红色，并保持 30 s 不褪色。

平行测定 3 次，将数据记录于表 3-16。并根据式 3-20，计算 $KMnO_4$ 标准溶液的浓度。

五、数据记录与处理

将实验数据记录在表 3-16。

表 3-16　$KMnO_4$ 标准溶液滴定数据记录

项目	1	2	3
$c_{Na_2C_2O_4}$ /mol·L^{-1}			
$V_{Na_2C_2O_4}$ /mL			
V_{KMnO_4} /mL（滴定管初读数）			

（续上表）

项目	1	2	3
V_{KMnO_4} /mL（滴定管终读数）			
消耗 V_{KMnO_4} /mL			

计算 $KMnO_4$ 标准溶液的浓度

$$c_{KMnO_4} = \frac{2c_{Na_2C_2O_4} \cdot V_{Na_2C_2O_4}}{5V_{KMnO_4}} \tag{3-20}$$

六、注意事项

（1）必须使用新煮沸并放冷的蒸馏水配制 $KMnO_4$ 溶液；光照会导致 $KMnO_4$ 分解，故配好后应避光保存，并在阴暗处静置 7～10 d 后再标定。配制的 $KMnO_4$ 溶液必须用砂芯漏斗过滤 MnO_2 等不溶性杂质，以防 MnO_2 催化作用导致 $KMnO_4$ 逐渐分解。

（2）$KMnO_4$ 溶液颜色较深，读数时应以凸月面为准。

（3）在常温下，$KMnO_4$ 和 $Na_2C_2O_4$ 的反应速度较慢，升高 $Na_2C_2O_4$ 溶液的温度可加快反应速度。$Na_2C_2O_4$ 溶液加热后要立即趁热滴定。刚开始滴定时反应较慢，随着溶液中 Mn^{2+} 的增多，反应逐渐加快。滴加 $KMnO_4$ 时一定要待溶液中颜色消失后再滴加。

（4）$Na_2C_2O_4$ 溶液的温度不要超过 85 ℃，否则会导致草酸部分分解。在滴定终点时，溶液温度应不低于 55 ℃，否则因反应速度较慢会影响终点的观察与结果准确性。

七、思考题

（1）用 $Na_2C_2O_4$ 标定 $KMnO_4$ 溶液浓度时，为什么要将温度控制在 80 ℃左右？温度过低或过高对实验有何影响？

（2）本实验能否用 HCl 或 HNO_3 调节溶液的 pH？为什么？

（3）如果在滴定初始时忘记加 H_2SO_4，在滴定中途补加 H_2SO_4 可以吗？为什么？

（余邦良）

实验十二　邻二氮菲显色法测定微量亚铁离子

一、目的要求

（1）掌握分光光度法测定微量亚铁离子的实验条件。

（2）熟悉吸收曲线和标准曲线的制作方法。

（3）掌握 722 型分光光度计的使用方法。

二、实验原理

单一波长的光为单色光，由不同波长组成的光称为复色光（也称复合光），白光就是一种复色光。若两种颜色的光按适当的强度比例混合可组成白光，则这两种光称为互补色光。物质对光的吸收具有选择性，若溶液选择性地吸收了某种颜色的光，则溶液呈吸收光的互补光。将复色光分解成单色光，并分取其中某一波长的光称为分光。吸光度即为物质对某一波长光的吸收强度。分光光度法即是将复色光分解成单色光，并取其中某一波长的光，让其通过待测定溶液，经溶液吸收一部分后，测定透射光的强度，从而确定待测溶液浓度的一种定量分析方法。

朗伯－比尔定律指出：当一束适当波长的单色光通过稀溶液时，吸光度 A 与液层厚度 b 和稀溶液浓度 c 的乘积成正比，见式 3-21。

$$A = -\lg T = kcb \tag{3-21}$$

式中，A——吸光度；T——透光率；c——稀溶液的浓度，mol/L 或 g/100 mL；b——液层的厚度，cm；k——吸光系数，L/（mol·cm）或 100 mL/（g·cm）。

在一定单色光、温度和溶剂等实验条件不变的情况下，吸光系数 k 是物质的特征常数，表明物质对某一特定波长光的吸收程度。因此，当液层厚度 b 一定时，吸光度 A 与稀溶液的浓度 c 成正比，见式 3-22。

$$A = k'c \tag{3-22}$$

用分光光度法测定无机离子时，通常需用显色剂生成有色配合物，然后进行吸光度测定。用于测定亚铁离子的显色剂很多，其中邻二氮菲较为常用。邻二氮菲又称邻菲罗啉，它是测定亚铁离子 Fe^{2+} 的一种高灵敏度和高选择性试剂，与 Fe^{2+} 生成稳定的橙红色配合物，化学反应式如下。

该配合物的摩尔吸光系数为 1.1×10^4 L/（mol·cm），在 pH = 2～9 之间，颜色深浅与溶液的酸度无关。在有还原剂的存在下，颜色可保持几个月不变。Fe^{3+} 与邻二氮菲生成淡蓝色配合物，在进行吸光度测定前，需用盐酸羟胺将 Fe^{3+} 还原成 Fe^{2+}。此法选择性好，应用广泛。

$$2Fe^{3+} + 2NH_2OH \cdot HCl \longrightarrow 2Fe^{2+} + N_2\uparrow + 2H_2O + 4H^+ + 2Cl^-$$

三、仪器和试剂

（1）仪器。722 型分光光度计、比色皿、容量瓶、移液管、洗瓶。

（2）试剂。10% 盐酸羟胺溶液、CH_3COONa 溶液、0.15% 邻二氮菲溶液、0.200 0 mg/mL 标准铁溶液（用硫酸亚铁铵配制）、未知铁溶液、去离子水。

四、实验内容

1. 系列标准溶液和未知液的配制

取 8 个容量瓶并分别编号为空白、1、2、3、4、5、6 和未知。按照表 3 – 17 中的试剂顺序依次加入试剂。

表 3 – 17　加入试剂顺序和加入试剂量

试剂	空白	1	2	3	4	5	6	未知
标准亚铁溶液/mL	0.00	0.10	0.20	0.30	0.40	0.50	0.60	1.00 *
盐酸羟胺溶液/mL	1.00	1.00	1.00	1.00	1.00	1.00	1.00	1.00
邻二氮菲溶液/mL	2.00	2.00	2.00	2.00	2.00	2.00	2.00	2.00
CH_3COONa 溶液/mL	5.00	5.00	5.00	5.00	5.00	5.00	5.00	5.00
去离子水/mL	定容到 50.00							

注：* 1.00 mL 指的是加入未知亚铁溶液 1.00 mL。

2. 绘制吸收曲线，选择最大吸收波长 λ_{max}

在 722 型分光光度计上，选用 1 cm 吸收池，在 470 ~ 550 nm 之间，用空白溶液作为参比，用 3 号溶液为试样，测出 3 号溶液在不同波长下的吸光度。以波长为横坐标，吸光度为纵坐标，绘制吸收曲线。吸收曲线的峰值波长即为最大吸收波长 λ_{max}。

3. 绘制标准曲线

在最大吸收波长处分别测出 1 号、2 号、4 号、5 号、6 号和未知液的吸光度，并填入表 3 – 19 中。以标准溶液吸光度对相应的浓度作图得到经过原点的一条直线，即为标准曲线。

4. 未知试样溶液浓度的计算

根据未知溶液的吸光度，从标准曲线上求得未知试样溶液稀释以后的浓度。最后乘以稀释倍数计算出未知试样溶液的浓度。

五、数据记录与处理

将实验数据记录在表 3－18 和表 3－19。

表 3－18　3 号溶液在不同波长下的吸光度

波长/nm	470	480	490	500	505	510	515	520	530	540	550
吸光度 A											
λ_{max}	_____ nm										

表 3－19　系列标准溶液和未知液在最大吸收波长下的吸光度

样品编号	1	2	3	4	5	6	未知
浓度/（10^{-3}）mg/mL							
吸光度 A							

六、注意事项

（1）比色皿有透光面和毛玻璃面，拿取比色皿时，手指不能接触其透光面，并注意保护透光面。

（2）装溶液时，先用该溶液润洗比色皿内壁 2～3 次；测定系列溶液时，通常按由稀到浓的顺序测定。

（3）被测溶液以装至比色皿高度的 2/3～3/4 为宜。

（4）装好溶液后，先用滤纸轻轻吸去比色皿外部的液体，再用擦镜纸小心擦拭透光面，直到洁净透明。

（5）一般参比溶液的比色皿放在第一格，待测溶液放在后面三格。

（6）实验中勿将盛有溶液的比色皿放在仪器面板上，以免污染和腐蚀仪器，实验完毕，及时把比色皿洗净、晾干，并放回比色皿盒中。

七、思考题

（1）实验中醋酸钠的作用是什么？若用氢氧化钠代替醋酸钠，有什么缺点？

（2）在测定系列标准溶液的吸光度时，为什么要按从稀溶液至浓溶液的顺序进行测定？

（3）盐酸羟胺溶液有何作用？为什么盐酸羟胺溶液要在加入邻二氮菲溶液之前加入？

（4）在测定溶液浓度前为什么要找最大吸收波长？是不是任何情况下都在最大吸收波长处测定溶液的浓度？

（余邦良）

实验十三　磺基水杨酸显色法测定铁离子的含量

一、目的要求

（1）掌握分光光度法测定物质含量的基本原理。

（2）掌握用标准曲线法计算微量铁的含量。

（3）学习可见分光光度计的使用方法。

二、实验原理

有色溶液的颜色实质上是它所选择吸收的可见光的互补色。根据朗伯－比尔定律，当一束单色光通过有色溶液时，其溶液对光的吸收程度（用吸光度 A 表示）与该物质的浓度和液层厚度的乘积成正比：

$$A = kbc \qquad\qquad (3-23)$$

式中，c——溶液的浓度；b——液层厚度；k——吸光系数。k 随溶液性质和入射光波长的改变而改变，是各种有色物质在一定波长时的物理特征常数。当液层厚度一定时，$A = k'c$。即吸光度 A 只与溶液浓度 c 成正比。

用分光光度法测定物质的含量时，一般常用标准曲线法和直接比较法。

标准曲线法是首先配制一系列被测物质的标准溶液，以空白溶液作参比，测得各标准溶液的吸光度。以吸光度为纵坐标，溶液浓度为横坐标绘制标准曲线，再在同样条件下测出未知溶液的吸光度，然后从标准曲线上查得未知溶液的浓度。

直接比较法是先配制一个标准溶液和与标准溶液浓度相近的未知溶液，在相同条件下，分别测得标准溶液和未知溶液的吸光度 $A_标$ 和 $A_未$，用式 3-24 计算未知溶液的浓度。

$$c_未 = \frac{A_未}{A_标} \times c_标 \qquad\qquad (3-24)$$

对无色或颜色较浅的物质的测定，应先加显色剂与被测物质生成有色配合物。如微量铁的测定可选用邻二氮菲、磺基水杨酸或硫氰酸盐等显色剂。

本实验采用磺基水杨酸法。磺基水杨酸 H_2S_{sal} 与 Fe^{3+} 在不同 pH 下，可形成几种配合比不同的配离子。在 pH = 1.8～2.5 形成 1:1 的淡紫色配离子 $[FeS_{sal}]^+$；在 pH = 4.0～8.0 形成 1:2 的橙红色配离子 $[Fe(S_{sal})_2]^-$；在 pH = 8.0～11.5 形成 1:3 的黄色配离子 $[Fe(S_{sal})_3]^{3-}$；pH > 12 时，Fe^{3+} 发生水解生成 $Fe(OH)_3$ 沉淀，不能用于比色测定。本实验选用的显色反应如下。

$$Fe^{3+} + 3H_2S_{sal} \xrightarrow{\text{pH} = 8 \sim 11.5} [Fe(S_{sal})_3]^{3-} + 6H^+$$

在实验条件下，先在 380～480 nm 波长范围内，测定吸光度，绘制吸收曲线。选择最大吸收波长 λ_{max} 为入射单色光，测定一系列标准溶液的吸光度，绘制标准曲线。然后在相同条件下测定未知溶液的吸光度，由标准曲线求得未知样品的含量。

三、仪器和试剂

（1）仪器。1 mL、5 mL 吸量管，50 mL 容量瓶，10 mL 量筒，722 分光光度计。

（2）试剂。10%磺基水杨酸、10%氨水、未知铁盐溶液、含铁 0.100 0 mg/mL 的标准溶液 [0.863 4 g/L 的 $NH_4Fe(SO_4)_2 \cdot 12H_2O$ 溶液]。

四、实验内容

1. 系列标准溶液和待测溶液的配制

在 8 个 50 mL 容量瓶中，按表 3-20 的顺序分别用吸量管加入标准铁溶液 0.00 mL、0.50 mL、1.00 mL、1.50 mL、2.00 mL、2.50 mL、3.00 mL 和未知溶液 1.00 mL，再分别加入 10%磺基水杨酸 5.00 mL、10%氨水 10 mL，然后用蒸馏水稀释至刻度，摇匀备用。

表 3-20 加入试剂顺序和加入试剂量

试 剂	编 号							
	空白	1	2	3	4	5	6	未知液
标准溶液（mL）	0.00	0.50	1.00	1.50	2.00	2.50	3.00	1.00
10%磺基水杨酸（mL）	5.00	5.00	5.00	5.00	5.00	5.00	5.00	5.00
10%氨水（mL）	10.00	10.00	10.00	10.00	10.00	10.00	10.00	10.00
蒸馏水	稀释至刻度（50.00 mL）							

2. 吸收曲线的制作

以上述空白溶液作参比溶液，用分光光度计在 380～480 nm 间测定 3 号溶液的吸光度。每隔 10 nm 测一次，在最大吸收波长处附近，每隔 5 nm 测定一次，将测定结果记入表 3-21。以波长为横坐标，吸光度为纵坐标，绘制吸收曲线。从中选择在此条件下的 λ_{max} 为测定波长。

3. 绘制标准曲线

在所选择的波长（λ_{max}）下，用 1 cm 比色皿，以空白溶液为参比溶液，分别由低浓度至高浓度的顺序测定系列标准溶液的吸光度，记入表 3-22。以 Fe^{3+} 的浓度为横坐标，相应的吸光度为纵坐标，绘制标准曲线。

4. 未知溶液中 Fe^{3+} 含量的测定

在相同条件下，测定未知溶液的吸光度，然后从标准曲线上查出 Fe^{3+} 的含量，计算出未知溶液铁的含量（mg/mL）：

$$c_{原样} = 工作曲线上查得样品溶液浓度 \times 稀释倍数$$

五、数据记录与处理

将数据记录在表 3－21 和表 3－22 中。

表 3－21　3 号溶液在不同波长下的吸光度

波长/nm	380	390	400	410	415	420	425	430	440	450	460	470	480
吸光度 A													
$\lambda_{max} =$　　　　　　　　　　nm													

表 3－22　系列标准溶液和未知液在最大吸收波长下的吸光度

编　　号	空白	1	2	3	4	5	6	未知
Fe^{3+} 的浓度/（10^{-3}）mg/mL								
吸光度								

六、注意事项

（1）配制铁标准溶液和铁样品溶液的方法应一致。

（2）为了减少读数误差，待测液（标准液和样品液）的吸光度 A 值必须控制在 0.2～0.7 范围内。

（3）用标准曲线测定物质含量时至少需要 5 个不同浓度的标准溶液。

七、思考题

（1）本实验中的空白溶液能用蒸馏水代替吗？为什么？

（2）为什么加入试剂的量、顺序和时间等条件要一致？

（3）什么是吸收曲线、标准曲线？它们对光度分析有什么样的实际意义？

（余邦良）

实验十四　紫外分光光度法测定苯甲酸的含量

一、目的要求

（1）了解 752 型紫外分光光度计的结构。

（2）学会使用 752 型紫外分光光度计。

（3）掌握直接对比法测定化合物含量的方法。

二、实验原理

在碱性条件下，苯甲酸与 NaOH 反应生成苯甲酸钠，对紫外光会选择性吸收，其吸收光谱的最大吸收波长在 225 nm 左右。752 型紫外可见分光光度计可测定物质在紫外光区、可见光区的吸收光谱。

三、仪器和试剂

（1）仪器。752 型紫外分光光度计、石英比色皿、容量瓶、吸量管、洗瓶。

（2）试剂。苯甲酸溶液、0.01 mol/L 氢氧化钠溶液。

四、实验内容

1．苯甲酸标准溶液的配制

吸取 0.1 mg/mL 苯甲酸贮备液 4.00 mL 放入 50 mL 容量瓶中，加 0.01 mol/L NaOH 溶液稀释至所要求的刻度，摇匀。该溶液的浓度为 8 μg/mL。

2．苯甲酸未知溶液的配制

吸取苯甲酸未知溶液 10.00 mL 放入 50 mL 容量瓶中，加 0.01 mol/L NaOH 溶液稀释至所要求的刻度，摇匀。

3．测量条件的选择

光源：氘灯；参比液：0.01 mol/L NaOH 溶液。

4．绘制吸收曲线

测定苯甲酸标准溶液在不同波长下的吸光度值。测定波长从 216～230 nm，每隔 2 nm 测定一次，在以上测得的最大波长值的左右再各测一个单数波长值以找到最大吸收波长 λ_{max}。以波长为横坐标、吸光度为纵坐标，绘制苯甲酸的紫外光吸收曲线。

5．测定苯甲酸标准溶液的吸光度 A_s 和未知溶液的吸光度 A_x

在上述吸收曲线中找到的最大吸收波长（λ_{max}）作为定量分析的测定波长，以 0.01 mol/L NaOH 溶液为参比溶液，分别测定苯甲酸标准溶液的吸光度 A_s 和未知溶液的吸光度 A_x。

五、数据记录与处理

（1）记录苯甲酸标准溶液在不同波长下的吸光度，并填在表 3－23 中。

表 3－23　苯甲酸标准溶液在不同波长下的吸光度

测量波长/nm	216	218	220	222	224	226	228	230
吸光度 A								

（2）按式 3－25 计算苯甲酸未知溶液稀释以后的浓度。

$$c_x = \frac{A_x}{A_s} c_s \qquad\qquad (3-25)$$

六、注意事项

石英比色皿价格昂贵，务必小心操作，谨防打碎。

七、思考题

（1）本实验能否用价格便宜的玻璃比色皿代替价格昂贵的石英比色皿，为什么？
（2）本实验与"可见分光光度法测定微量亚铁离子"的实验相比主要有哪些不同的地方？

（杨　柳）

实验十五　原子吸收分光光度法测定自来水中的钙和镁

一、目的要求

（1）了解原子吸收分光光度计的结构组成、工作原理和使用方法。
（2）掌握应用标准曲线法测定自来水中的钙和镁。
（3）通过测定自来水中钙和镁的含量掌握原子吸收分光光度法的实际应用。

二、实验原理

原子吸收分光光度法（AAS）是基于蒸气中的基态原子对特征谱线的吸收来测定试样中元素含量的一种方法。原子吸收分光光度法由于具有灵敏度高、准确度高、选择性好和分析速度快等特点被广泛应用于临床医学、食品、药品、生物试样和环境科学中金属元素含量的测定。

原子吸收的测量分为峰值吸收和积分吸收。积分吸收也就是测量气态原子吸收共振线的总能量，但这是一种绝对测量方法，现在的分光装置无法实现。测量谱线的峰值吸收，需要使用锐线光源，提供锐线光源的装置是空心阴极灯。空心阴极灯的组成包括用被测元素材料制成的空腔形阴极和一个钨制阳极。阴极和阳极密封于充有几百帕低压惰性气体（氖气或氩气）的玻璃管中，管前是一个石英窗。其工作机理是在空心阴极灯的阴极和阳极间加 $300 \sim 500$ V 电压，使其产生辉光放电，电子由阴极高速射向阳极，与充入的惰性气体碰撞并使之电离，正离子在电场作用下高速撞击阴极内壁表面，引起阴极物质溅射，溅射出来的金属原子与其他高速运动粒子相互碰撞而被激发。

用峰值吸收时，由于峰值吸收是在中心频率两旁很窄范围内积分吸收测量，峰值吸收系数 K_0 略等于吸收系数 K_v，见式 3－26。

$$K_0 \approx K_v \tag{3-26}$$

峰值吸收系数 K_0 反比于吸收线的半宽度 $\Delta \nu$，正比于积分吸收，见式 3－27。

$$K_0 = \frac{2}{\Delta v} \sqrt{\frac{\ln 2}{\pi}} \int K_v \mathrm{d}v \qquad (3-27)$$

又

$$\int K_v \mathrm{d}v = KN \qquad (3-28)$$

将式 3 – 28 代入式 3 – 27 得式 3 – 29。

$$K_0 = \frac{2}{\Delta \nu} \sqrt{\frac{\ln 2}{\pi}} \cdot KN \qquad (3-29)$$

从式 3 – 29 可知，峰值吸收系数正比于原子总数。

又原子对特征谱线吸收的程度服从朗伯 – 比尔定律，见式 3 – 30。

$$A = \lg \frac{I_v}{I_0} = 0.434 K_v l \qquad (3-30)$$

将式 3 – 26 和式 3 – 29 代入式 3 – 30 得式 3 – 31。

$$A = 0.434 \frac{2}{\Delta \nu} \sqrt{\frac{\ln 2}{\pi}} KNl \qquad (3-31)$$

在测定条件一定时，原子吸收线半宽度 $\Delta \nu$ 为常数，于是：

$$A = KNl \qquad (3-32)$$

实验条件一定时，被测元素的浓度 c 正比于原子总数 N，所以有式 3 – 33。

$$A = K'c \qquad (3-33)$$

三、仪器和试剂

（1）仪器。原子吸收分光光度计、钙空心阴极灯、镁空心阴极灯、压缩机、乙炔钢瓶、容量瓶、烧杯、玻璃棒、称量瓶、吸量管。

（2）试剂。无水氯化钙（AR）、无水氯化镁（AR）、去离子水。

四、实验内容

1. 无水氯化钙和无水氯化镁的干燥

各取适量无水氯化钙和无水氯化镁在 110 ℃ 温度下干燥至恒重。

2. 镁标准贮备液的配制

在干燥环境下准确称取氯化镁 0.190 0 g 置于 100 mL 烧杯中，用去离子水溶解，溶解后将其转移到 100 mL 容量瓶中，用去离子水洗涤小烧杯数次，将洗涤液一并转入容量瓶中，加去离子水定容，摇匀备用。此液浓度为 20.0 mmol/L。

3. 钙标准贮备液的配制

在干燥环境下准确称取氯化钙 0.202 0 g 置于 100 mL 烧杯中，用去离子水溶解，溶解后将其转移到 100 mL 容量瓶中，用去离子水洗涤小烧杯数次，将洗涤液一并转入容量瓶中，加去离子水定容，摇匀备用。此液浓度为 20.0 mmol/L。

4. 镁系列标准溶液的配制

用吸量管准确吸取镁标准贮备液 1.00 mL、2.00 mL、3.00 mL、4.00 mL、5.00 mL 分别置于 5 个 50 mL 容量瓶中，用去离子水稀释到所要求的刻度，摇匀。其浓度分别为：0.4 mmol/L、0.8 mmol/L、1.2 mmol/L、1.6 mmol/L、2.0 mmol/L。

5. 钙系列标准溶液的配制

用吸量管准确吸取钙标准贮备液 1.00 mL、2.00 mL、3.00 mL、4.00 mL、5.00 mL 分别置于 5 个 50 mL 容量瓶中，用去离子水稀释到所要求的刻度，摇匀。其浓度分别为：0.4 mmol/L、0.8 mmol/L、1.2 mmol/L、1.6 mmol/L、2.0 mmol/L。

6. 自来水样的配制

取自来水适量置于 50 mL 容量瓶中，用去离子水稀释到所要求的刻度，摇匀。

7. 含量测定

根据实验条件，按仪器操作步骤调节好原子吸收分光光度计，等到基线平稳后方可进样。进样时，标准溶液要从低浓度到高浓度顺序进样，并记录吸光度，然后在相同条件下进自来水样，并记录吸光度。

五、数据记录与处理

（1）记录各溶液的吸光度，并填在表 3-24 中。

表 3-24　钙离子、镁离子标准溶液在不同波长下的吸光度

溶液序号	1	2	3	4	5	自来水
Ca^{2+} 的吸光度 A						
Mg^{2+} 的吸光度 A						

（2）标准曲线的绘制。以镁系列标准溶液的吸光度为纵坐标、浓度为横坐标作图，得到镁的标准曲线；以钙系列标准溶液的吸光度为纵坐标、浓度为横坐标作图，得到钙的标

准曲线。

（3）利用自来水中镁离子和钙离子的吸光度，从它们的标准曲线上分别求得它们稀释以后的浓度，再乘以稀释倍数，即得自来水中镁离子和钙离子的浓度。

六、思考题

（1）原子吸收分光光度法中为什么要用被测元素的空心阴极灯作为光源？能否用其他的光源代替空心阴极灯？

（2）在操作过程中应注意哪些问题？

（3）采用原子吸收分光光度法测定钙和镁离子时会有哪些干扰，如何抑制这些干扰？

（4）采用标准曲线法测定物质含量有何优点和缺点？

（杨　柳）

实验十六　蒸馏及沸点的测定

一、目的要求

（1）了解测定沸点的意义，掌握常压蒸馏的原理及操作。

（2）初步掌握蒸馏装置的装配和拆卸技能。

（3）掌握圆底烧瓶、直型冷凝管、蒸馏头、锥形瓶等的正确使用方法。

（4）把握正确进行蒸馏操作的要领和方法。

二、实验原理

由于分子的热运动，液体分子有从表面逸出的倾向，这种倾向随温度的升高而增大。如果把液体置于密闭的真空体系中，液体分子继续不断地逸出在液面上部形成蒸气，而使得分子由液体逸出的速率与分子由蒸气中回到液体中的速率相等，使其蒸气保持一定的压力。此时液面上的蒸气达到饱和，称为饱和蒸气。它对液面所施的压力称为饱和蒸气压。实验证明，液体的蒸气压只与温度有关，即液体在一定温度下具有一定的蒸气压。

实验证明，当液态物质受热时，蒸气压增大，待蒸气压等于大气压时，即有气泡从液体内部逸出，液体不断汽化而达到沸腾，此时的温度称为液体的沸点（bp）。通常所说的沸点是指在 1 个大气压（1atm = 760 mmHg，1 mmHg = 133 pa），即 101.3 kpa 压力下液体沸腾时的温度。每种纯液态有机化合物具有一定的沸点，其沸程在 0.5～1.0 ℃内。若物质不纯，无论这溶质是固体、液体还是气体，溶剂的蒸气压总是降低。在一定压力下，凡纯净物质，必有一个固定沸点，所以可利用沸点来鉴别液态有机化合物及其纯度。但必须指出的是，凡具有固定沸点的液体不一定均为纯净的化合物。如下列共沸混合物都有固定的沸点：95.6%乙醇与4.4%水，bp78.2 ℃。

蒸馏就是将液态物质加热至沸腾变为蒸气，又将蒸气经过冷凝变成液体这两个过程的联合操作。利用蒸馏可将沸点相差较大的液态混合物分开。蒸馏时，沸点较低者先蒸出，沸点较高者后蒸出，不挥发的留在蒸馏瓶内，这样可达到分离和提纯的目的。

为了消除在蒸馏过程中的过热现象和保证沸腾的平稳状态，常加入素烧瓷片或沸石，或一端封口的毛细管，因为它们是多孔物质，当液体受热沸腾时，孔内的小气泡成为液体分子的多气化中心，使液体平稳地沸腾，从而防止了液体因过热产生暴沸现象，故把它们叫作止暴剂。在加热蒸馏前就应加入止暴剂。当加热后发觉未加止暴剂或原有止暴剂失效时，千万不能匆忙地投入止暴剂。因为当液体在沸腾时投入止暴剂，将会引起猛烈的暴沸，液体易冲出瓶口，若是易燃的液体，将会引起火灾。所以，应使沸腾的液体冷却至沸点之下才能加入止暴剂。切记！如蒸馏中途停止，而后来又需要继续蒸馏，也必须在加热前补添新的止暴剂，以免出现暴沸。

蒸馏操作是有机化学实验中常用的实验技术，一般用于下列几个方面：

（1）分离液体混合物，仅对混合物中各成分的沸点有较大差别时才能达到有效的分离。

（2）测定化合物的沸点。

（3）提纯，除去不挥发的杂质。

（4）回收溶剂，或蒸出部分溶剂以浓缩溶液。

三、仪器和试剂

（1）仪器。圆底烧瓶、蒸馏头、温度计套筒、温度计、直形冷凝管、尾接管、小锥形瓶、铜十字夹、烧瓶夹、量筒、万能夹、石棉网、橡皮管、电炉、铁架台、升降台、烧杯等。

（2）试剂。无水乙醇（bp78.5 ℃）、工业乙醇、沸石。

四、实验内容

1. 装置的安装

如图 3-1 所示，安装仪器的顺序一般都是自下而上，从左到右，然后接通冷却水（冷凝管下口进，上口出），拆卸仪器顺序与安装相反。温度计的位置如图 3-2 所示。

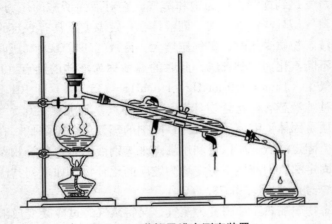

图 3-1　蒸馏及沸点测定装置

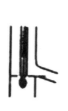 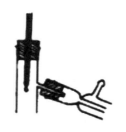

图 3-2　蒸馏装置中温度计的位置

图 3-3　向蒸馏烧瓶中加入液体的操作

2. 无水乙醇的蒸馏

将 10 mL 乙醇加入 25 mL 的圆底烧瓶中，如图 3-3 所示。投入 2 粒沸石，连好装置，接通冷却水，水浴加热。记录第一滴馏分从尾接管滴下的温度，调整火焰或电压使蒸馏液以每秒 1～2 滴的速度馏出。用一个小锥形瓶收集馏分直至烧瓶内的残液少于 1 mL，观察其间的温度变化并记录最后一滴馏出液的温度。

3. 工业乙醇的蒸馏

倒出上述的蒸馏残液与用过的沸石，将 10 mL 稀释的工业乙醇加入圆底烧瓶中，投入 2 粒沸石，连好装置，开启冷却水，水浴加热，记录第一滴馏分从尾接管滴下的温度，调整火焰或电压使蒸馏液以每秒 1～2 滴的速度馏出。观察温度计的变化，并测量馏分的体积。

每一次蒸馏完毕，都应先停止加热后关闭冷却水，再拆卸装置（顺序与安装相反）。

五、数据记录与处理

将实验数据填入表 3-25。

表 3-25　初沸、终沸数据记录

化合物名称	第一滴馏出液温度/℃	最后一滴馏出液温度/℃	体积/mL
无水乙醇			
工业乙醇			

六、注意事项

（1）蒸馏前应根据待蒸液体量的多少，选择合适规格的蒸馏烧瓶是至关重要的，一般是被蒸馏液体的体积占烧瓶的 1/3～2/3，瓶子越大，相对的产品损失越多。温度计的水银球在蒸馏烧瓶中的位置应处在完全被蒸气所包围的地方，一般是温度计水银的上限与蒸馏瓶支管底边位于同一水平，这样温度计的读数就是馏出液的沸点。

（2）绝大多数液体加热时，经常发生过热现象，因此每进行一次蒸馏都必须加入新的沸石，以防被蒸液体暴沸。

（3）蒸馏烧瓶中一定要保留一点残留液，不能蒸干，否则容易发生意外事故。

（4）对于沸点较低、可燃的液体，宜在热水或沸水浴中加热，沸点在 80 ℃以下的液体可用水浴加热。

七、思考题

（1）在进行蒸馏操作时从安全和效果两个方面来考虑应注意哪些问题？

（2）蒸馏时，放入止暴剂为什么能防止暴沸？如果加热后才发觉未加入止暴剂，应该怎样处理才安全？

（3）当加热后有馏出液出来时，才发现冷凝管未通水，请问能否马上通水？如果不行，应该怎么办？

（4）向冷凝管通水是由下而上，反过来效果会怎样？把橡皮管套进冷凝管侧管时，怎样才能防止折断其侧管？

（白丽丽）

实验十七　熔点测定及温度计校正

一、目的要求

（1）了解熔点测定的基本原理及应用。
（2）掌握熔点的测定方法。

二、实验原理

1. 纯物质的熔点

纯物质在任何温度下都有相应的蒸气压，温度升高，其蒸气压一般总是增大。固相时的蒸气压随温度变化的速率比液相时随温度变化的速率要大。两条蒸气压——温度曲线相交于一点，此时固相与液相的蒸气压相等，固液两相平衡并存，这一点相对应的温度就是该物质的熔点，如图 3－4 所示。

加热纯净有机化合物，当温度接近其熔点范围时，升温速率随时间的变化约为恒定值，此时用加热时间对温度作图（如图 3－5 所示）。加热温度不到化合物熔点时以固相存在，继续加热，温度即不再变化，此时加热所提供的热量是使固相不断转变为液相，两相间仍为平衡，最后的固体熔化后，继续加热则温度呈线性上升。因此，在接近熔点时，加热速率一定要慢，每分钟温度升高不能超过 2 ℃，只有这样，才能使整个熔化过程尽可能接近于两相平衡条件，测得的熔点也越精确。

纯物质熔点的高低只与本身的结构性质有关，而与测定时所用结晶的数量无关。

2. 杂质对熔点的影响

可熔性杂质对于固体有机化合物熔点的影响是使其熔点降低，扩大其熔点的间隔。物质的蒸气压随温度的升高而增大，如图 3－4 所示。图中曲线 SM 表示固态时蒸气压随温度的变化，ML 表示液态时蒸气压与温度的关系，与 M 点相应的温度 T_M，这时固—液—气三态共存，且达到平衡（即三相点），温度 T_M 定义为该物质的熔点。衡量杂质存在时，根据拉乌尔定律可知，在一定压力和温度下，增加溶质的物质的量导致溶剂蒸气分压降低，这时的蒸气压——温度曲线是图 3 – 4 中的 $SM'L'$，M' 是三相点，相应温度是 $T_{M'}$，它低于 T_M。这就是有杂质存在时有机物熔点降低的原因。

少数有机化合物，在加热尚未到达其熔点前，即局部分解，分解物的作用与可溶性的杂质相似，因此这一类的化合物没有恒定的熔点。分解的迟早快慢与回热的速率有关，所以加热的情况决定此类化合物分解点的高低，往往是加热快时，测得的分解点较高，加热慢时，则分解点较低。

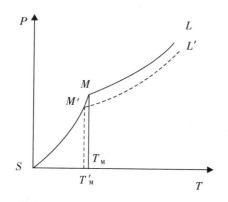

图 3 – 4 物质的蒸气压和温度的关系

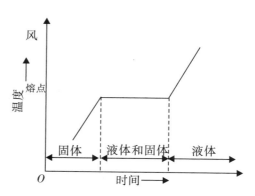

图 3 – 5 "相"随着时间和温度而变化

实验室中测定熔点的方法主要有：

1. 毛细管熔点测定法

在有机实验中，毛细管熔点测定法是一个很好的方法，但并不是最精确的方法，因为用此法所测得的数值常常略高于真实熔点。但是其精确度还是可满足一般的要求。其最大优点是用量少，操作简便。

毛细管熔点法最常用的仪器是提勒管，又称 b 形管，如图 3 – 6 所示。管中装有开口塞子，温度计插入其中，温度计水银球位于上下两叉管中间，样品置于水银球中部，浴液的高度可达 b 形管上叉管处。加热位置应于侧管处，受热浴液沿管作上升运动促使整个 b 形管内浴液循环对流，使温度均匀而不需要搅拌。

影响测定结果的因素有：加热速率、毛细管制作壁厚薄、直径大小、样品颗粒粗细及样品装填是否紧密等，最重要的是温度计的准确程度。

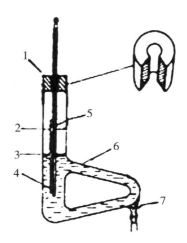

1. 切口木塞；2. 200 ℃时浴液液面；3. 室温时浴液液面；4. 熔点毛细管；5. 橡皮圈；6. 浴液；7. 酒精灯

图 3 – 6 Thiele 管熔点测定装置

常用溶液如表 3 - 26 所示。

表 3 - 26　常用浴液

浴　液	适用温度范围
水	0 ～ 100 ℃
液体石蜡	230 ℃ 以下
浓硫酸	220 ℃ 以下（敞口容器中）
浓硫酸 + 硫酸钾（7∶3）	325 ℃ 以下
聚有机硅油	350 ℃ 以下
无水甘油	150 ℃ 以下
邻苯二甲酸二丁酯	150 ℃ 以下
真空泵油	250 ℃ 以下

用硫酸作浴液时，可利用硫酸的表面张力，将已装好的毛细管附着在温度计上。如用液体石蜡或硅油作为浴液时，可用一根细橡皮筋把毛细管固定在温度计上。

2. 显微熔点仪测定法

这类仪器型号较多，但共同特点是使用样品量少（2 ～ 3 颗小结晶），能测量室温至 300 ℃ 的样品熔点，可观察晶体在加热过程中的变化情况，如结晶的失水、多晶的变化及分解。其装置如图 3 - 7 所示。

测定时，在干净且干燥的载玻片上放微量晶粒并盖一片载玻片，放在加热台上。调节反光镜、物镜和目镜，使显微镜焦点对准样品，开启加热器，先快速后慢速加热，温度快升至熔

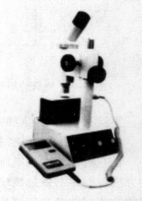

图 3 - 7　显微熔点仪装置

点时，控制温度上升的速度为每分钟 1 ～ 2 ℃。当样品开始有液滴出现时，表示熔化已开始，记录初熔温度。样品逐渐熔化直至完全变成液体，记录下全熔温度。

在使用这类仪器前必须认真听取教师讲解或仔细阅读使用指南，严格按操作规程进行操作。

部分有机化合物的熔点如表 3 - 27 所示。

表 3 - 27　部分有机化合物的熔点

样品名称	熔点/ ℃	样品名称	熔点/ ℃
水 - 冰	0.0	尿素	135.0
对二氯苯	53.1	水杨酸	159.0
对二硝基苯	174.0	D - 甘露醇	168.0
邻苯二酚	105.0	对苯二酚	173 ～ 174
苯甲酸	122.4	马尿酸	188 ～ 189

（续上表）

样品名称	熔点/℃	样品名称	熔点/℃
二苯胺	53.0	对羟基苯甲酸	214.5～215.5
萘	80.6	蒽	216.2～216.4
乙酰苯胺	114.3	酚酞	262～263

三、仪器和试剂

（1）仪器。提勒管、熔点测定仪。

（2）试剂。乙酰苯胺（AR）、肉桂酸（AR）、肉桂酸和乙酰苯胺的混合物（1∶1）、液体石蜡。

四、实验内容

本实验采用最常用的方法是毛细管法测定熔点，其步骤为：

1. 样品的填装

取绿豆大小（10～20 mg）的干燥样品，置于表面皿上研成细粉状，将其聚成一堆，将内径约 1 mm、长 60～70 mm、一端封闭的毛细管开口的一端垂直插入其中，使少量样品进入毛细管。再将一根长 40～50 cm 的玻璃管置于表面皿上，把装有样品的毛细管开口朝上使样品由玻璃管中自由落下，反复 15 次左右，样品则紧密平整地填在毛细管底部，所装样品高 2～3 mm。

2. 测定熔点

提勒管即 b 形管（如图 3-6 所示），管口配有缺口的单孔软木塞，插入温度计使其水银球位于两支管的中间。加入浴液使液面达到 b 形管的叉管处。将 b 形管夹在铁支架上，装有样品的毛细管是利用溶液的表面张力黏附在温度计上的（也可用橡皮圈固定），毛细管底部应置于水银球的中部。

样品和仪器装好后，开始加热。开始时温度上升速率为每分钟 5～6 ℃，加热到与所预期的熔点相差 10～15 ℃时改用小火，使温度每分钟上升 1 ℃（对于未知物，可粗测一次，较快加热，找到大致的熔点范围后，另装一毛细管细测），仔细观察温度计所示度数和样品变化的情况，待样品出现小液滴时，表示已开始熔融（始熔），至全部透明则表示完全熔化（终熔）。记录始熔和终熔的温度，二者之差为熔距。

第二次测定时，需等浴液温度降至熔点以下 30 ℃左右，再更换毛细管进行加热测定。两次测定的误差不能超过 ±1 ℃。

3. 混合物熔点的测定

按上述方法测定混合物的熔点，两次熔点误差不超过 ±1 ℃。比较混合物与纯样的熔距及熔化过程的特点。

五、数据记录与处理

将样品的始熔至终熔数据按要求填入表 3-28 中。

表 3 - 28　样品的始熔、终熔记录

样　品	粗　测	精测 1	精测 2
乙酰苯胺			
肉桂酸			
混　样			

六、注意事项

（1）样品应尽量研细，否则样品颗粒间传热不好，使熔距变长。对于易吸水的样品，操作通常在红外线灯下进行。

（2）常用的浴液是液体石蜡或浓硫酸。液体石蜡可加热到 200 ~ 220 ℃，温度过高容易气化冒烟。浓硫酸作浴液时温度可达 250 ~ 275 ℃，但热的浓硫酸能引起严重灼烧，使用时须十分小心。硅油加热可达 250 ℃以上，但价格较贵。

（3）填装样品时，沾在熔点管外的样品粉末必须擦去，以免污染浴液。

（4）用少量浴液将样品毛细管黏附于温度计上后，要小心缓慢地将温度计插入浴液并装好，若震动、振摇较大，毛细管会脱落。若用橡皮圈固定毛细管，应尽量套高些，以免浴液受热膨胀后接触橡皮圈，使其膨胀、松落。

（5）在加热过程中样品会发毛、变圆形、萎缩变形，这通常是熔融的前兆，此时务必注意控制好温度上升的速度。

（6）熔化的样品冷却后又凝成固体，再加热测得其熔点往往会不准确，这是由于样品分解及晶形变化等原因所致。所以一根装样的毛细管只能用一次。

七、思考题

（1）影响熔点测定的因素有哪些？如果有以下情况，测定结果将如何？
①熔点管壁太厚；②熔点管不洁净；③样品研磨得不细或装得不紧；④加热太快；⑤样品装得太多或太少。

（2）为什么样品毛细管底部应置于温度计水银球的中部？

（3）今有两瓶白色粉状化合物，测得熔点均为 120 ~ 121 ℃，将它们按任何比例混合测得熔点仍为 120 ~ 121 ℃，这说明什么？

（4）是否可以使用第一次测过熔点的样品管再做第二次测定，为什么？

（白丽丽）

实验十八 重结晶法——乙酰苯胺精制

一、目的要求

（1）了解重结晶的意义。

（2）学习重结晶法提纯固态有机化合物的原理和方法。

（3）掌握抽滤、热滤及脱色的操作方法。

二、实验原理

从有机化学反应分离出来的固体粗产物往往含有未反应的原料、副产物及其他杂质，必须加以分离纯化。重结晶是提纯固态有机化合物最常用的方法之一，其原理是利用混合物中各组分在某种溶剂中的溶解度不同，或在同一溶剂中不同温度时的溶解度不同来加以分离提纯的。固态有机化合物在溶剂中的溶解度，通常随温度的升高而增大，随温度的降低而减小。选择适当的溶剂，加热使待提纯的物质溶解，趁热过滤除掉不溶性杂质，母液冷却后，待提纯物质在溶液中形成过饱和溶液而重新结晶析出，少量可溶性杂质则留在母液中，过滤后可以得到较好的晶体。

重结晶提纯法的一般过程如下。

选择溶剂→溶解固体→除去杂质→晶体析出→晶体的收集与洗涤→晶体的干燥。

1. 溶剂的选择

选择适宜的溶剂是重结晶法的关键之一。适宜的溶剂应具备以下条件。

（1）溶剂与被提纯的有机化合物之间不产生任何化学反应。

（2）被提纯的有机化合物应易溶于热溶剂中，而几乎不溶于冷溶剂中。

（3）溶剂不溶解杂质，从而使杂质在过滤时被除去，或溶剂对杂质的溶解度很大，从而使杂质留在母液中，不随被提纯物的晶体一起析出。

（4）被提纯的有机化合物能形成较好的结晶。

（5）溶剂的沸点适中。因为沸点过低时，溶解度改变不大，难以分离，且操作也较难；沸点过高时，附着于晶体表面的溶剂不易除去。

（6）价廉易得，毒性低，回收率高，操作安全。

在选择溶剂时一般应根据"相似相溶"原理，即溶质往往易溶于结构与其相似的溶剂。一般来说，极性的溶剂溶解极性的固体，非极性的溶剂溶解非极性的固体。具体可查阅有关手册（如 Stephen Hetal, *Solubilities of Inorganic and Organic Compounds*, 1963），从中可查到某化合物在各种溶剂中不同温度时的溶解度。然而，在实际工作中往往通过"溶解度试验方法"来选择合适溶剂，其具体操作如下。

取 0.1 g 待重结晶的固体置于一支小试管中，用滴管逐滴加入溶剂，并不断振荡，待加入的溶剂约为 1 mL 后，若晶体全部溶解或大部分溶解，说明此溶剂的溶解度太大，不适宜做重结晶溶剂；若晶体不溶或大部分不溶，但加热至沸腾（沸点低于 100 ℃的，则应水浴加热）时完全溶解，冷却，析出大量结晶，这种溶剂一般被认为可用；若样品不全溶于 1 mL 沸腾的溶剂中时，则可逐次添加溶剂，每次约加 0.5 mL，并加热至沸腾，若加入的溶剂总量达 3 ~ 4 mL 时，样品在沸腾的溶剂中仍不溶解，则这种溶剂不可用。反之，若样品能溶解在 3 ~ 4 mL 沸腾的溶剂中，将它冷却，观察有没有结晶析出（可用玻璃棒摩擦试管壁或用冰水冷却，以促使其结晶析出），若仍未析出结晶，则这种溶剂也不适用；若有结晶析出，则以结晶析出的多少来选择溶剂。

　　按照上述方法逐一试验不同的溶剂，将试验结果加以比较，从中选择最佳的溶剂用于重结晶。

　　如果难以找到一种合适的单一溶剂时，则可采用混合溶剂，混合溶剂一般由两种能以任何比例互溶的溶剂组成，其中一种对被提纯物质的溶解度较大，而另一种则对被提纯物质的溶解度较小。一般常用的混合溶剂有乙醇－水、丙酮－水、乙醇－乙醚、乙酸－水、乙醇－丙酮、乙醚－石油醚、乙醇－甲醇、苯－石油醚等等。常用的重结晶溶剂见表 3－29。

表 3－29　常用的重结晶溶剂

溶剂名称	沸点 / ℃	相对密度	极性	溶剂名称	沸点 / ℃	相对密度	极性
水	100.0	1.000	很大	环己烷	80.8	0.780	小
甲醇	64.7	0.792	很大	苯	80.1	0.880	小
95% 乙醇	78.1	0.804	大	甲苯	110.6	0.867	小
丙酮	56.2	0.791	中	氯仿	61.7	1.480	小
乙醚	34.5	0.714	小	四氯化碳	76.5	1.594	小
石油醚	30.0 ~ 60.0	0.680 ~ 0.720	小	乙酸乙酯	77.1	0.901	中
	60.0 ~ 90.0			冰醋酸	117.9	1.050	大

2. 固体物质的溶解

　　确定重结晶所用的溶剂后，可根据该固体样品在此溶剂中的溶解度，估算出溶剂的用量，用适当的仪器装置制备热的饱和溶液。

　　将待重结晶的粗产物放入锥形瓶中（因为锥形瓶瓶口较窄，溶剂不易挥发，又便于振荡，可促进固体物质的溶解），加入比计算量略少的溶剂，加热到沸腾，若仍有固体未溶解，则在保持沸腾下逐渐添加溶剂至固体恰好溶解，最后再多加 20% 的溶剂将溶液稀释，否则在热过滤时，由于溶剂的挥发和温度的下降导致溶解度降低而析出结晶，但如果溶剂的量太多，则难以析出结晶，需将溶剂蒸发。

　　在溶解过程中，有时会出现油珠状物，这对物质的纯化很不利，因为杂质会伴随析出，并夹带少量的溶剂，故应尽量避免这种现象的发生，可从下列几个方面加以考虑。

　　（1）所选用溶剂的沸点应低于溶质的熔点。

　　（2）低熔点物质进行重结晶，如不能选出沸点较低的溶剂时，则应在比熔点低的温度下溶解固体。

　　（3）补充溶剂，搅拌，直至油状物溶解。

　　如用低沸点易燃有机溶剂重结晶时，必须按照安全操作规程进行，不可粗心大意！有机溶剂往往易燃或具有一定的毒性，因此容器应选用锥形瓶或圆底烧瓶，装上回流冷凝管。严禁在石棉网上直接加热，要根据溶剂沸点的高低来选用热浴。

用混合溶剂重结晶时，一般先用适量溶解度较大的溶剂，加热使样品溶解，溶液若有颜色则用活性炭脱色，趁热过滤除去不溶杂质，将滤液加热至接近沸点时，慢慢滴加溶解度较小的热溶剂至刚好出现混浊，加热混浊不消失时，再小心地滴加溶解度较大的溶剂直至溶液变澄清，放置结晶。若已知两种溶剂的某一定比例适用于重结晶，可事先配好混合溶剂，按单一溶剂重结晶的方法进行。

3．杂质的除去

（1）趁热过滤。溶液中如有不溶性杂质时，应趁热过滤，防止在过滤过程中，由于温度降低而在滤纸上析出结晶。所以操作时应做到：仪器热，溶液热，动作快。为了保持滤液的温度，需使过滤操作尽快完成，可采用抽滤或进行保温过滤，此过程一是选用颈短径粗的玻璃漏斗，二是使用折叠滤纸（菊花形滤纸），三是使用热水漏斗。把短颈玻璃漏斗置于热水漏斗套里，在套的两壁间充注水，若溶剂是水，可预先加热热水漏斗的侧管或边加热边过滤，如果是易燃有机溶剂则务必在过滤时熄灭火焰。然后在漏斗上放入折叠滤纸，用少量溶剂润湿滤纸，避免干滤纸在过滤时因吸附溶剂而使结晶析出。滤液用三角烧瓶（用水作溶剂时方可用烧杯）接收，漏斗颈紧贴瓶壁，将待过滤的溶液沿玻璃棒小心倒入漏斗中，并用表面皿盖在漏斗上，以减少溶剂的挥发。过滤完毕，用少量热溶剂冲洗一下滤纸。若滤纸和漏斗中析出的结晶较多，可小心地将结晶刮回三角烧瓶中，重新用少量溶剂加热溶解，再次进行热过滤。

（2）活性炭处理。若溶液有颜色或存在某些树脂状物质、悬浮状微粒，难以用一般过滤方法过滤时，则要用活性炭处理。活性炭是一种多孔性物质，可以吸附色素、树脂状杂质以及均匀的分散物质。活性炭对水溶液脱色较好，对非极性溶液脱色效果较差。

使用活性炭时，不能向正在沸腾的溶液中加入活性炭，以免溶液暴沸而溅出。一般来说，应使溶液稍冷却后加入活性炭，较为安全。活性炭的用量视杂质的多少和颜色的深浅而定，由于它也会吸附部分产物，故用量不宜太大，一般用量为固体粗产物的1%～5%。加入活性炭后，在不断搅拌下煮沸5～10 min，然后趁热过滤，如一次脱色不好，可再用少量活性炭处理一次。过滤后如发现滤液中有活性炭，应予重滤，必要时使用双层滤纸。

4．晶体的析出

结晶过程中，如晶体颗粒太小，虽然晶体包含的杂质少，但由于表面积大而吸附的杂质多；如晶体颗粒太大，则在晶体中会夹杂母液，难以干燥。因此，应将滤液静置，使其缓慢冷却，不要急冷和剧烈搅动，以免晶体过细；当发现大晶体正在形成时，轻轻摇动溶液，使之形成较均匀的小晶体。为使结晶更完全，可使用冰水冷却。

如果溶液冷却后仍不结晶，可投"晶种"或用玻璃棒摩擦器壁引发晶体形成。

如果被纯化的物质不析出晶体而析出油状物，其原因是热饱和溶液的温度比被提纯物质的熔点高或接近，油状物中含杂质较多，可重新加热溶液至清液后，让其自然冷却至开始有油状物出现时，立即剧烈搅拌，使油状物分散，也可搅拌至油状物消失。如果结晶不成功，通常必须用其他方法（如色谱法、离子交换树脂法）提纯。

5．晶体的收集和洗涤

把结晶从母液中分离出来，通常用抽气过滤（或称减压过滤）。使用瓷质的布氏漏斗，布氏漏斗以橡皮塞与抽滤瓶相连,漏斗下端斜口正对抽滤瓶支管,抽滤瓶的支管套上橡皮管,与安全瓶连接,再与水泵相连(如图3-8所示)。在布氏漏斗中铺一张比漏斗底部略小的圆形滤纸,过滤前先用溶剂润湿滤纸,打开水泵,关闭安全瓶活塞,抽气,使滤纸紧紧贴在漏斗上,将要过滤的混合物倒入布氏漏斗中,使固体物质均匀分布在整个滤纸面上,用少量滤液将黏附在容器壁上的结晶析出,继续抽气,并用玻璃钉挤压晶体,尽量除去母液。当布氏漏斗下端不再滴出溶剂时,慢慢旋开安全瓶活塞,关闭水泵,滤得的固体,习惯称其为滤饼。为了除去结晶表面的母液,应洗涤滤饼。用少量干净的溶剂均匀洒在滤饼上,并用玻璃棒或刮刀轻轻翻动晶体,使全部结晶刚好被溶剂浸润(注意不要使滤纸松动),打开水泵,关闭安全瓶活塞,抽去溶剂,重复操作两次,就可把滤饼洗净。

6. 晶体的干燥

用重结晶法纯化后的晶体,其表面还吸附有少量溶剂,为保证产品的纯度,应根据所用溶剂及结晶的性质选择恰当的方法进行干燥。若产品不吸水,可以在空气中放置,使溶剂自然挥发达到干燥的目的;不易挥发的溶剂,可根据产品的性质(熔点高低、吸水性等)采用红外灯烘干或用真空恒温干燥器干燥,特别是在制备标准样品和分析样品以及产品易吸水时,需将产品放入真空恒温干燥器中干燥。

图3-8 带安全瓶的抽滤装置

三、仪器和试剂

(1)仪器。抽滤瓶、布氏漏斗、滤纸、水浴锅、水浴箱、铁架台、万能夹、手套、烧杯。

(2)试剂。粗乙酰苯胺、活性炭。

四、实验内容

用水重结晶乙酰苯胺的方法为:称取3 g粗乙酰苯胺,放在200 mL烧杯中,加入适量蒸馏水(100 mL),将烧杯放在石棉网上边加热边搅拌至沸腾,待粗乙酰苯胺溶解(若不溶解,可适量添加少量热水,搅拌并继续加热至粗乙酰苯胺溶解),移去热源,稍冷却后,加入适量(0.1~0.6 g)活性炭于溶液中,继续加热煮沸5~10 min,迅速将其倒入已经预热好的抽滤装置进行热滤,以除去活性炭及不溶性杂质,趁热把抽滤瓶中的无色滤液转移至另一干净的200 mL烧杯中,用冰水使烧杯中的无色滤液冷却至有大量结晶析出($t < 10$ ℃),而少量可溶性杂质仍留在母液中,再经抽滤装置冷滤,即可除去可溶性杂质。滤饼用少量蒸馏水冲洗两次,用玻璃钉挤干母液。将结晶收集至蒸发皿上,用另一只

200 mL（大约装半杯水）的烧杯放在热源上加热，把装有结晶的蒸发皿放在此烧杯上，利用烧杯中的热水蒸气把蒸发皿中的结晶烘干。冷却，称重，计算回收率并记录在表 3 – 30 中。若想要检测晶体的纯度，可通过测定结晶的熔点进行，乙酰苯胺的熔点为 114 ℃。

乙酰苯胺的溶解度：100 ℃时为 5.55%；80 ℃时为 3.45%；50 ℃为 0.84%；20 ℃时为 0.54%。

五、数据记录与处理

将数据记录在表 3 – 30 中。

表 3 – 30　实验结果记录

投料情况：		
实验步骤		实验现象与备注
产品外观：	产量：	回收率：

六、注意事项

（1）热滤还可以在放有折叠式滤纸的热水漏斗中进行。

（2）抽滤时常用水泵减压，常见的有金属水泵（如图 3 – 9 所示）、玻璃水泵和循环水泵。

（3）热滤要求布氏漏斗、抽滤瓶要预热，操作动作要迅速，使用的滤纸不能过大或过小。

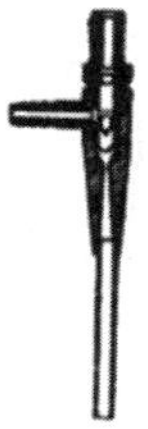

图 3 – 9　金属水泵

七、思考题

（1）简述重结晶的过程及各步骤的目的。

（2）加热溶解待重结晶的粗产物时，为什么加入溶剂的量要比计算量略少？然后逐渐添加至恰好溶解，最后再加入少量的溶剂，为什么？

（3）用活性炭脱色时，为什么要待固体物质完全溶解后才加入？为什么不能在溶液沸腾时加入活性炭？

（4）使用有机溶剂重结晶时，哪些操作容易着火？怎样才能避免？

（5）用水重结晶乙酰苯胺，在溶解过程中有无油状物出现？如有油珠出现应如何处理？

（6）使用布氏漏斗过滤时，如果滤纸大于布氏漏斗瓷孔面时，有什么不好？

（7）在布氏漏斗上用溶剂洗涤滤饼时应注意什么？

（8）请设计用混合溶剂石油醚（沸程 90～120 ℃）：95% 乙醇 = 2：1（体积比）重结晶三苯甲醇的实验装置，并简述实验步骤。

（刘永根）

实验十九　萃　取

一、目的要求

（1）学习萃取法的基本原理。
（2）掌握分液漏斗的使用方法。

二、实验原理

萃取是用一种溶剂从溶液中或固体物质中把某种成分（或几种成分）抽提出来的过程，是分离和提纯有机化合物常用的方法之一，也可以用来洗去混合物中的少量杂质。通常称前者为"萃取"或"提取"，后者称"洗涤"。从液体中萃取或洗涤常用分液漏斗，分液漏斗的使用是要求必须掌握的基本操作之一。

萃取是利用有机化合物在两种互不相溶（微溶）的溶剂中的溶解度或分配比不同而得到分离。可用与水不互溶的有机溶剂从水溶液中萃取有机物来说明。在一定温度下，有机物在有机相中和在水相中浓度比为一常数。若 c_0 表示有机物在有机相中的浓度（g/mL），c_1 表示有机物在水中的浓度（g/mL）。温度一定时，$c_0/c_1 = k$，k 是一常数，称为"分配系数"。它可以被近似地认为是有机物在两溶剂中的溶解度之比。由于有机物在有机溶剂中溶解度比在水中大，因而可以用有机溶剂将有机物从水中萃取出来。

依照分配定律，要节省溶剂而提高提取的效率，用一定量的溶剂一次性加入溶液中萃取，则不如把这个量的溶剂分成几份做多次来萃取好，现在用算式来说明。设 s_0 为水溶液的毫升数；s 为每次所用萃取剂的毫升数，x_0 为溶解于水中的有机物的克数；x_1，…，x_n 分别为萃取一次至 n 次后留在水中的有机物克数；k 为分配系数。根据 k 的定义，进行以下推导。

一次萃取：　　$k = \dfrac{c_0}{c_1} = \dfrac{(x_0 - x_1)/s}{x_1/s_0}$　　　　$x_1 = x_0 \dfrac{x_0 s_0}{s_0 + ks}$

二次萃取：　　$k = \dfrac{x_2/s_0}{(x_1 - x_2)/s}$　　　　$x_2 = x_1 \dfrac{ks_0}{ks_0 + s} = x_0 \left(\dfrac{ks_0}{ks_0 + s}\right)^2$

n 次萃取：　　$x_n = x_0 \left(\dfrac{ks_0}{ks_0 + s}\right)^n$

式 $\dfrac{ks_0}{ks_0 + s} < 1$，且当 n 值愈大时，x_n 则愈小，说明当用同样多的溶剂分多次萃取比一次萃取的效果要好。这一点十分重要，它是提高分离效率的有效途径。

例如：100 mL 溶剂中溶有 4.0 g 溶质，如果用 150 mL 乙酸乙酯萃取，分配系数为 10。比较下列两种方法，即一种是用 150 mL 乙酸乙酯一次萃取，另一种是每次用 50 mL 乙酸乙酯分 3 次萃取，比较萃取效果。

设 x 为提取后在水中溶质的剩余量：

第一次：用 50 mL 乙酸乙酯萃取。

$$k = 10 = \frac{c_0}{c_1} = \frac{\dfrac{4.0 - x_1}{50}\ 酯}{\dfrac{x_1}{100}\ 水} \qquad\qquad 10 = \frac{(4.0 - x_1) \times 100}{50x_1}$$

$x_1 = 0.67$ g（水中剩余溶质）

$4.0 - 0.67 = 3.33$ g（第一次萃取出的溶质）

（2）第二次：用 50 mL 乙酸乙酯萃取。

$$k = 10 = \frac{\dfrac{0.67 - x_2}{50}\ 酯}{\dfrac{x_2}{100}\ 水} \qquad\qquad 10 = \frac{(0.67 - x_2) \times 100}{50x_2}$$

$x_2 = 0.11$ g（水中剩余溶质）

$0.67 - 0.11 = 0.56$ g（第二次萃取出的溶质）

（3）第三次：用 50 mL 乙酸乙酯萃取。

$$k = 10 = \frac{\dfrac{0.11 - x_3}{50}\ 酯}{\dfrac{x_3}{100}\ 水} \qquad\qquad 10 = \frac{(0.11 - x_3) \times 100}{50x_3}$$

$x_3 = 0.02$ g（水中剩余溶质）

$0.11 - 0.02 = 0.09$ g（第三次萃取出的溶质）

3 次共计萃取溶质：$3.33 + 0.56 + 0.09 = 3.98$ g

如果用 150 mL 一次萃取，则

$$k = 10 = \frac{\dfrac{4.0 - x}{150}\ 酯}{\dfrac{x}{100}\ 水} \qquad\qquad 10 = \frac{(4.0 - x) \times 100}{150x}$$

$x = 0.25$ g（水中剩下的溶质）

$4.0 - 0.25 = 3.75$ g（一次萃取出的溶质）

从上面的计算可知，用同一分量的溶剂，分多次用少量溶剂来萃取，其效率要比一次用全量溶剂来萃取高。常用的萃取溶剂有乙醚、苯、氯仿、石油醚、四氯化碳和乙酸乙酯等。

固体物质的提取，常采用溶剂浸出法，或用索氏（Soxhlet）提取器，前者是靠溶剂长时间的浸泡而将固体物质中的某些成分溶解出来，效率不高，且溶剂需要的量较大。索氏提取器则可用少量溶剂对固体物质进行反复的抽提因而效率较高。

索氏提取器（如图 3 - 10 所示）由三部分组成，上面是冷凝管，中部是带有虹吸管的提取管，下面是烧瓶。应用时将样品研碎，置于中部的滤纸袋中，烧瓶用水浴加热，溶剂受热汽化，经提取管旁连的侧管进入冷凝器，冷凝为液体，滴入样品中进行提取，待滴入的溶剂超过虹吸管上端时，则因虹吸作用，提取后的溶液即流入烧瓶中，其中溶剂再受热汽化，抽提物

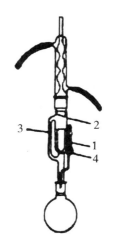

1. 滤纸筒；2. 提取器；
3. 玻璃管；4. 虹吸管

图 3 - 10　索氏提取器

则留在烧瓶中，如此循环地进行提取，到一定程度，将溶剂蒸去即得到抽提物。

三、仪器和试剂

（1）仪器。分液漏斗、150 mL 锥形瓶、量筒、碱式滴定管、铁圈、铁架台。

（2）试剂。乙酸溶液（1：19）、乙醚、1% 酚酞溶液、0.3 mol/L NaOH 溶液。

四、实验内容

本实验以用乙醚从乙酸水溶液中萃取乙酸为例来说明实验步骤。

1. 一次萃取法

用移液管准确量取 10 mL 冰醋酸与水的混合液（冰醋酸与水以 1：19 的体积比相混合），放入分液漏斗中，用 30 mL 乙醚萃取。注意近旁不能有火，否则易引起火灾。加入乙醚后，先用右手食指的末节将漏斗上端玻璃塞顶住，再用大拇指及食指和中指握住漏斗，这样漏斗转动时可用左手的食指和中指蜷握在活塞的柄上，使振摇过程中（如图 3-12所示）玻璃塞和活塞均被夹紧。上下轻轻振摇分液漏斗，每隔几秒钟将漏斗倒置（活塞朝上），小心打开活塞，以平衡内外压力，重复操作 2～3 次，然后再用力振摇相当的时间，使乙醚与乙酸水溶液两不相溶的液体充分接触，提高萃取率，振摇时间太短则影响萃取率。将分液漏斗置于铁圈，当溶液分成两层后，小心旋开活塞，放出下层水溶液于 150 mL 三角烧瓶内，加入 2～3 滴酚酞作指示剂，用 0.3 mol/L 氢氧化钠溶液滴定，记录用去氢氧化钠溶液的体积。计算：①留在水中的乙酸量及质量分数；②留在乙醚中的乙酸量及质量分数。

2. 多次萃取法

用移液管准确量取 10 mL 冰醋酸与水的混合液于分液漏斗中，用 10 mL 乙醚如上法萃取，分去乙醚溶液，将水溶液再用 10 mL 乙醚萃取，分出乙醚溶液后将第二次剩余的水溶液再用 10 mL 乙醚萃取。如此前后共计 3 次。最后将用乙醚第三次萃取后的水溶液放入 150 mL 的三角烧瓶内，用 0.3 mol/L 氢氧化钠溶液滴定，计算：①留在水中的乙酸量及质量分数；②留在乙醚中的乙酸量及质量分数。

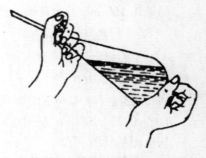

图 3-11　振荡分液漏斗示意图

根据上述两种不同步骤所得数据，比较萃取乙酸的效率。

五、注意事项

1. 常用的分液漏斗有球形、锥形和梨形三种

（1）在有机化学实验中，分液漏斗主要应用于：

①分离两种分层而不起作用的液体。

②从溶液中萃取某种成分。

③用水或碱或酸洗涤某种产品。

④用来滴加某种试剂（即代替滴液漏斗）。

（2）在使用分液漏斗前必须检查：

①分液漏斗的玻璃塞和活塞有没有用棉线绑住。

②玻璃塞和活塞是否紧密，如有漏水现象，应及时按下述方法处理：脱下活塞，用纸或干布擦净活塞及活塞孔道的内壁，然后，用玻璃棒蘸取少量凡士林，先在活塞近把手的一端抹上一层凡士林，注意不要抹在活塞的孔中，再在活塞两边也抹上一圈凡士林，然后插上活塞，逆时针旋转至透明时，即可使用。

分液漏斗使用后，应用水冲洗干净，玻璃塞用薄纸包裹后塞回去。

（3）使用分液漏斗时应注意：

①不能把活塞上附有凡士林的分液漏斗放在烘箱内烘干。

②不能用手拿住分液漏斗的下端。

③不能用手拿住分液漏斗进行分离液体。

④上口玻璃塞打开后才能开启活塞。

⑤上层的液体不要由分液漏斗下口放出。

2. 使用分液漏斗来萃取或洗涤液体，一般可按此操作进行，效率较高

但如果由于大力振摇以至乳化，静置又难以分层时，则应改变操作方法。可用右手按住漏斗口端的玻璃塞，左手挡住下端活塞平放漏斗，前后振摇数次，然后斜置漏斗使下端朝上，旋开活塞放出气体。

3. 用乙醚萃取时，应特别注意周围不要有明火

摇荡时，用力要小，时间要短，应多摇多放气，否则，漏斗中蒸气压力过大，液体会冲出造成事故。

对于在两液相中分配系数 k 较大的物质，一般使用分液漏斗萃取 $3\sim4$ 次便足够了，而对于 k 值接近 1 的物质，必须经多次的萃取，最好是使用连续萃取的方法。液体连续萃取所用的仪器随所使用溶剂的密度不同而异。

六、思考题

（1）影响萃取法萃取效率的因素有哪些？如何选择合适的溶剂？

（2）使用分液漏斗的目的何在？使用分液漏斗时要注意哪些事项？

（3）互不相溶的液体同在分液漏斗中，请问相对密度大的在哪一层？下一层的液体从哪里放出来？放出液体时为了不使其流得太快，应该怎样操作？留在分液漏斗中的上层液体，应从哪里倾倒入另一容器中？

（白丽丽）

实验二十　减压蒸馏

一、目的要求

(1) 熟悉减压蒸馏的原理及其应用。

(2) 掌握旋转蒸发仪的安装及其使用操作方法。

二、实验原理

减压蒸馏是分离和提纯有机化合物的一种重要方法，是在较低的压力下进行的蒸馏。一般把低于一个大气压的气态空间称为"真空"，因此减压蒸馏也称"真空蒸馏"。减压蒸馏的目的是精制一些沸点很高且在高温下易分解或易氧化的液体，以及一些低熔点、黏稠的固体化合物。它特别适用于那些在常压蒸馏时未达到沸点即已受热分解、氧化或聚合的不稳定物质。

液体的沸点是指液体的蒸气压等于外界大气压时的温度，所以液体的沸点随着压力的降低而降低。可使高沸点液体在较低的温度下沸腾而被蒸馏出来。由此可见，液体的沸点与外界施加的表面压力有关，随着外界施加于液体表面压力的降低，液体沸点下降。许多有机物的沸点当压力降到 1.3 ~ 2.0 kPa（10 ~ 15 mmHg）时，可以使沸点降低 80 ~ 100 ℃。

在实验室进行减压蒸馏时，一般要根据被蒸馏物质沸点的高低来选择真空度的范围及相应的真空设备，通常的压力范围可分为三个等级：

(1) "一般"真空条件，压力范围在 1.333 ~ 100 kPa（10 ~ 760 mmHg）。一般水泵的真空度可满足要求。

(2) "次高"真空条件，压力范围在 1.333×10^{-4} ~ 1.333 kPa（0.001 ~ 10 mmHg），需要油泵及在真空系统中引入低温冷阱获得。

(3) "高"真空条件，压力范围 < 0.133 kPa（< 10^{-4} mmHg），需要用扩散泵或梯度泵获得。

在进行减压蒸馏前，先要参考液体沸点与压力的近似关系（如图 3 - 12 所示），推算出其在某一压力下的沸点。一般来讲，当蒸馏在 1 333 ~ 1 999 Pa（10 ~ 15 mmHg）下进行时，压力每相差 133.3 Pa（1 mmHg），沸点相差 1 ℃，也可以从化学文献中查阅。

减压蒸馏的整个系统可分为蒸馏、抽气（减压）以及在它们之间的保护及测压装置三个部分，如图 3 - 14 所示。

(1) 蒸馏部分。A 是减压蒸馏瓶（又称"克氏蒸馏瓶"），有两个颈，其目的是避免减压蒸馏时由于暴沸或泡沫发生而溅入冷凝管中。瓶的右侧颈中插入温度计；左侧颈中插入一根毛细管 C，其长度恰好使其下端距瓶底 1 ~ 2 mm。毛细管口要很细，它的上端有一段带螺旋夹 B 的橡皮管，螺旋夹用以调节进入的空气，使有极少量的空气进入液体呈微小气泡冒出，根据沸点的高低选用适当的热浴，如水浴（80 ℃以下），油浴（250 ℃以下），或砂浴（250 ℃以上）。一般控制热浴的温度比液体的沸点高 20 ~ 30 ℃。

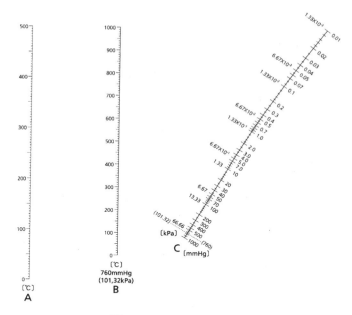

图 3 - 12　压力温度关系

（2）抽气部分。通常用水泵或油泵减压。

①水泵。用玻璃管或金属制成，它的减压效能与其构造、水压及水温有关。若不需要很低的压力时可用水泵，如果水泵的构造好、水压高，水温 10 ℃ 左右其抽空效果可达 10 ～25 mmHg，水泵所能抽到的最低压力，理论上相当于当时水温下水蒸气的压力。例如水温在 25 ℃、20 ℃、10 ℃ 时，水蒸气压力分别为 24 mmHg、18 mmHg、9 mmHg，用水泵抽气，减压蒸馏装置不需要装吸收瓶。

②油泵。油泵（也称"真空泵"）的减压效能取决于油泵机械结构以及油的好坏（要求油的蒸气压低），好的油泵能至 1 mmHg 以下。油泵结构较精密，工作条件要求较严，使用时必须有保护装置。

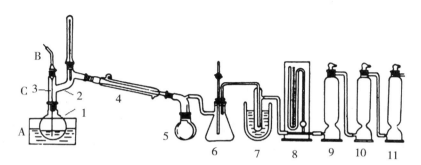

1. 蒸馏瓶；2. 克式蒸馏头；3. 玻璃毛细管；4. 冷凝管；5. 接收瓶；6. 安全瓶；
7. 冷阱；8. 压力计；9. 氯化钙塔；10. 氢氧化钠塔；11. 固体石蜡塔

图 3 - 13　减压蒸馏装置

（3）使用油泵时的保护及测压装置部分。当用油泵进行减压时，为了防止易挥发的有机溶剂、酸性物质和水汽进入油泵，必须在接收器与油泵之间安装几个吸收瓶，以免污染油泵油，腐蚀机件，致使真空度降低。吸收瓶常设三个，一个装石蜡片以吸收挥发性烃类气体，一个装无水氯化钙或浓硫酸以吸收水汽，一个装固体氢氧化钠以吸收酸性气体及水汽。

压力计的作用是显示减压蒸馏系统内的压力，通常采用封闭式水银压力计，使用时应避免水或其他污物进入压力计内，否则将影响其准确度。

在接收瓶后还应接一个安全瓶，瓶上的两通活塞供调节系统压力及放气之用。冷阱用以冷却经冷凝管、接收瓶还未被冷却的液体蒸气。

减压蒸馏的整个系统必须保持密封而不漏气，所选用橡皮塞的大小及孔道都要十分合适，橡皮管要用厚壁的真空橡皮管。各磨口玻璃塞部位都要涂好真空脂。

一般减压蒸馏操作步骤：安装仪器→旋紧螺旋夹→逐渐关闭安全阀→开真空泵抽气→压力稳定→通往冷却水→加热蒸馏→切断电源→打开螺旋夹→慢慢开启安全阀→关闭真空泵。

目前实验室常用旋转蒸发仪来进行减压蒸馏，旋转蒸发仪是蒸发、浓缩、结晶、干燥、分离、溶剂回收等实验过程中必不可少的仪器设备，装置如图 3－14 所示。旋转蒸发仪是应用真空负压、恒温加热、薄膜蒸发的原理研制而成的，其特点是：操作简单、使用方便、蒸馏效率高、耗时少，而且由于仪器整体密封性好，真空度高，浓缩时的浴温较低，加热均匀，从而避免了普通减压蒸馏时因热源温度较高、加热不均匀而引起的样品分解等弊端，但旋转蒸发仪不能测定沸点。旋转蒸发仪采用变频器控制，无级调速使蒸馏瓶恒速旋转（可免加沸石而不会暴沸），液体在瓶壁形成大面积的均匀薄膜，再由可控温水浴槽对蒸馏瓶均匀加热，在系统真空条件下快速蒸发，溶剂蒸气经高效玻璃冷凝器冷却后，回收于收集瓶中。

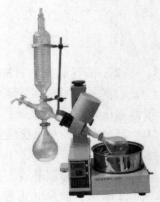

图 3－14　旋转蒸发仪

三、仪器和试剂

（1）仪器。旋转蒸发仪。

（2）药品。乙酸正丁酯（AR）。

四、实验内容

使用旋转蒸发仪进行减压蒸馏或浓缩液体时，应注意操作程序。一般先把装有待蒸液体（液体的量不应超过瓶容积的 2/3）的蒸馏瓶套紧在蒸发仪的旋转轴上（为保险起见，中间可接一个缓冲球），然后打开真空泵，关闭蒸发仪的放气活塞，打开冷凝水，调整蒸馏瓶高度、浴温和转速，进行蒸馏；蒸馏完毕后，应首先停止加热，停止旋转，调整高度，然后打开蒸发仪放气活塞放气，关闭真空泵和冷凝水，取下蒸馏瓶，接收瓶中的溶剂可根据情况回收或置废液瓶中保存。

五、数据记录与处理

将数据记录在表 3 – 31 中。

表 3 – 31　　实验结果记录

投料量：		常压下沸点：
实验步骤		实验现象与备注
		真空度： 沸点： 减压蒸馏时间：
产量：	回收率：	

六、注意事项

（1）进行减压蒸馏时应带防护眼镜。

（2）减压蒸馏系统中所用的橡皮管都应是厚壁橡皮管。

（3）加样品时应用玻璃漏斗，以防磨口污染而引起漏气。

（4）一般油浴的温度要比待蒸液体的沸点温度高 20 ～ 30 ℃。温度计挂在铁夹上，插入油浴中。注意不要使水银球接触油浴底部。

（5）在减压蒸馏过程中要注意蒸馏情况，记录压力和沸点数据。如发现油泵有故障或遇突然停电等，应立即打开安全活塞。

（6）停止蒸馏时，一定要先移去热源，稍冷后，慢慢打开二通活塞，使系统与大气相通。这是因为有些化合物较易氧化，温度高时突然与空气接触会发生爆炸事故。

（7）一定要在蒸馏系统内外压力平衡后，再关闭油泵，否则系统中压力较低，油泵中的油会倒吸入系统中。

（8）所用的玻璃仪器要擦涂真空脂，洗净后再放入烘箱中干燥，以免磨口处因炭化发黑，再洗净会十分困难。

七、思考题

（1）什么情况下需要用减压蒸馏？

（2）在减压蒸馏系统中，为什么要有吸收装置？

（3）在进行减压蒸馏时，为什么必须用热浴加热，而不用明火加热？为什么须先抽气，后加热？

（4）当减压蒸馏完毕所要的化合物后，应如何停止减压蒸馏？为什么？

（王烁今）

实验二十一　色谱分析

一、目的要求

（1）了解色谱法的特点及应用。

（2）明确纸色谱、柱色谱和薄层色谱的基本原理。

（3）掌握纸色谱、柱色谱和薄层色谱的操作技术。

二、实验原理

色谱法（也称层析法）是分离提纯和鉴定有机化合物的重要方法。它用量少、操作方便、分离效率高，在有机化学、生物化学和医学领域中已经得到广泛的应用。

色谱法的基本原理是利用混合物中各成分的物理、化学性质上的差异，而在互不相溶的两相中溶解、吸附和亲和作用的不同来达到分离、纯化和鉴定的目的。

目前色谱法的种类很多：根据两相的不同可分为液—液色谱、气—液色谱、固—液色谱、气—固色谱等；根据色谱的作用原理的不同则可分为吸附色谱、分配色谱、离子交换色谱等；根据操作形式的不同又可分为柱色谱、纸色谱、薄层色谱、气相色谱等。

色谱法中几个专用名词：

固定相——在互不相溶的两相物质中，相对固定不动的物质称为固定相。它可以是固体，也可以是液体。

流动相——相对于固定相而言，它是一类可以移动的物质。可以是液体，也可以是气体。

吸附剂——对不同的物质具有不同吸附能力的一类物质。一般是固体，最常用的有硅胶和氧化铝。

支持剂——本身与色谱无关，通常作为液体固定相的支持依附物。如滤纸上的纤维，它与色谱无关，仅作为水（固定相）的支持物。

洗脱剂——是液态的移动相，它能把吸附或分配在固定相上的某些成分洗脱下来。洗脱剂可以是纯溶剂，也可以是混合溶剂或溶液。一般来说，洗脱剂多用于柱色谱。

展开剂——实际上与洗脱剂是一样的，只不过由于使用形式不同而叫法不同。通常展开剂多用于纸色谱或薄层色谱。

显色剂——能与被分离物质产生一定颜色的一类物质。

比移值——即 R_f 值，它是被分离物质的斑点移动距离和展开剂移动距离的比值，通常作为定性鉴别的一个指标。比移值 R_f 在一定条件下和溶质的分子结构、性能有关，不同的溶质在层析过程中的比移值不同。同一溶质在相同条件下进行层析时，比移值是一个特有的常数，比移值可以作为定性分析的依据。

1. 纸色谱（Paper Chromatography，简称PC）

纸色谱在糖类化合物、氨基酸和蛋白质、天然色素等有一定亲水性的化合物的分离中有广泛的应用。它是以滤纸作为支持剂的一种分配色谱，纸上吸附的水作为固定相，与水不相混溶的有机溶剂（展开剂）作为流动相。被分离的各组分随着流动相靠毛细现象徐徐移动而在两相中进行分配，由于各自的分配系数不同，因而在滤纸上移动的距离也不同，即不同的组分具有不同的比移值，从而达到分离鉴定的目的。

2.柱色谱（Column Chromatography，简称CC）

柱色谱是一个微量、半微量甚至半常量分析的分离过程。常用的柱色谱有吸附柱色谱和分配柱色谱（分配柱色谱的基本原理与纸色谱的原理相似）两类。对于吸附柱色谱，是将吸附剂（固定相）装在大小合适的色谱柱中，加入待分离的混合物，然后用适当的洗脱剂（流动相）进行洗脱。由于混合物中各组分被吸附剂吸附的能力不同，被洗脱剂往下洗脱的速度也就不同，被洗脱下来的成分遇到吸附剂时再被吸附，又被洗脱剂再次洗脱下来。这样，在色谱柱中经过无数次的吸附→洗脱→再吸附→再洗脱……就能将本来理化性质差异不大的各组分累积成较大的差异，从而达到分离的目的。当再用溶剂洗脱时，已分开的溶质可从柱上分别被洗出和收集。

3.薄层色谱（Thin Layer Chromatography，简称TLC）

薄层色谱是一种微量（几毫克到几十毫克）、快速、简单、准确的定性分析分离方法。可以应用到精制样品、化合物鉴定、跟踪反应进程和柱色谱摸索最佳条件等方面。它将样品点在以玻载片或铝、塑料等片材为载体的多孔吸附剂薄层的固定相（固定相必须经干燥、活化）上，用适当极性的有机溶剂作为展开剂（即流动相）在展开室中展开。当展开剂在吸附剂上展开时，由于样品中各组分的吸附能力不同，发生无数次吸附和解吸的过程，吸附能力弱的组分（即极性较弱的组分）随流动相迅速向前移动，吸附能力强的组分（即极性较强的组分）移动较慢。利用各组分在展开剂中的溶解能力和被固定相吸附能力的不同，最终将各组分彼此分开，薄层板上将出现各种有色斑点（若本身无色则还需加显色剂显色以确定斑点位置）。

三、仪器和试剂

（1）仪器。色谱缸、层析滤纸、层析管、铅笔、尺子、棉线、毛细管（内径约1 mm）、喷雾器、电吹风或电炉、棉花、滴定管夹、烧杯、滴管、玻片。

（2）试剂。层析氧化铝（100～200目、200～300目）、0.7%的羧甲基纤维素钠水溶液、0.01%甲基橙与亚甲蓝乙醇溶液、0.05%稀氢氧化钠、95%的乙醇、0.2%丙氨酸和亮氨酸混合溶液、0.2%丙氨酸乙醇液、0.2%亮氨酸乙醇液、纸色谱展开剂（正丁醇：乙酸：水=4：1：3）、1%茚三酮丙酮溶液、苏丹Ⅲ与偶氮苯的苯混合液、薄层色谱展开剂（环己烷：冰醋酸：乙酸乙酯=6：1：0.2）。

四、实验内容

1.纸色谱——分离鉴定氨基酸

（1）准备：取滤纸（6×20 cm）一张（不要被手玷污），在下端1.5 cm处用铅笔和尺子轻轻画上一条起点线，并在线上画三个点。然后在上端约1 cm处的中间穿一小孔，系上棉线，以便悬挂（如图3-15所示）。

（2）点样：用管口平整的毛细管（内径约1 mm）吸取样品（丙氨酸和亮氨酸混合液）及对照品（纯丙氨酸、纯亮氨酸），分别点在C点及A、B点上。如图3-15所示。

如浓度小或点样量少时，可再点加第二次，但一定要等第一次的溶剂挥干后才能点加第二次，以免斑点过大（要求斑点直径不超过0.5 cm）影响分离效果。

（3）展开：待溶剂完全挥干后，将滤纸悬挂于装有展开剂（展开剂为正丁醇：乙酸：水＝4：1：3混合液）的层析缸中。要求滤纸的下端浸入展开剂约0.5 cm（如图3–16所示），让其在密闭的层析缸中上行展开90 min后，取出。用铅笔标出展开剂到达的前沿，然后用电吹风烘干。

（4）显色：将已干燥的滤纸平放在干净的纸上，用喷雾器喷上茚三酮丙酮溶液，然后用电吹风烘干至呈现紫蓝色斑点为止。

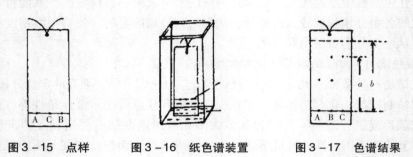

图3–15　点样　　　　图3–16　纸色谱装置　　　　图3–17　色谱结果

（5）计算：用铅笔将斑点圈出，并找出斑点的中心点，测量斑点中心至起点线（原点）的距离 a 和展开剂到达的前沿至起点线的距离 b，计算 R_f 值，最后进行判断。根据样品和对照品的 R_f 值是否相同，确定样品中含有何种物质。

色谱结果如图3–17所示，其 R_f 值如下。

$$R_f = \frac{a}{b} = \frac{斑点中心至起点线的距离}{溶剂前沿至起点线的距离} \tag{3–34}$$

2．柱色谱——分离甲基橙与亚甲蓝乙醇溶液

（1）装柱：根据实验要求选取合适的层析管吸附剂，一般要求层析管的口径与长度之比约为1：20。本实验取一根直径为0.8 cm、长为15 cm的柱色管，在底部塞一小团脱脂棉，轻轻塞紧，其松紧控制着洗脱剂的流速。往柱内加入高度约10 cm的氧化铝（100～200目），边加边轻击柱身，使其紧密，并使氧化铝面平整。再往柱内加入95%乙醇溶液至浸透氧化铝并高出其平面。

（2）加样：待氧化铝上端溶剂流出，刚到氧化铝上端平面时，加入0.01%甲基橙与亚甲蓝乙醇溶液1～2滴。

（3）洗脱与分离：将95%乙醇洗脱剂加入柱内，柱下端用一个小烧杯接受第一种流出液，直到第一种流出液完全洗脱为止；改用水洗脱（微碱），用另一个小烧杯接受分离洗脱的第二种流出液。

3．薄层色谱——测定苏丹Ⅲ与偶氮苯的 R_f 值

（1）薄层板的制备：薄层板的制备方法有两种：一种是干法铺板，另一种是湿法铺

板。干法铺板常用氧化铝作吸附剂，将氧化铝倒在玻璃上，取直径均匀的一根玻璃棒，将两端用胶布缠好，在玻璃板上滚压，把吸附剂均匀地铺在玻璃板上。这种方法操作简便，展开快，但是样品展开点易扩散，制成的薄板不易保存。实验室最常用的是湿法铺板。取2 g 硅胶 G，加入 0.7% 的羧甲基纤维素钠水溶液 5～7 mL，调成糊状。将糊状硅胶均匀地倒在三块载玻片上，先用玻璃棒铺平，然后用手轻轻震动至平整。大量铺板或铺较大板时，也可使用涂布器。

薄层板制备的好与坏直接影响色谱分离的效果，在制备过程中应注意以下几点。

①铺板时，尽可能将吸附剂铺均匀，不能有气泡或颗粒等。

②铺板时吸附剂的厚度不能太厚也不能太薄，太厚展开时会出现拖尾，太薄样品会分不开，一般厚度为 0.5～1 mm。

③湿板铺好后，应放在比较平整的地方晾干，然后转移至试管架上慢慢地自然挥干，千万不要快速干燥，否则薄层板会出现裂痕。

（2）薄层板的活化：薄层板经过自然干燥后，再放入烘箱中活化，进一步除去水分。不同的吸附剂及配方，需要不同的活化条件。例如，硅胶一般在烘箱中逐渐升温，在105～107 ℃下，加热 30 min；氧化铝在 200～220 ℃下烘干 4 h 可得到活性为 II 级的薄层板，在 150～160 ℃下烘干 4h 可得到活性 III～IV 级的薄层板，含水量与活性等级的关系见表 3－32。当分离某些易吸附的化合物时，可不用活化。

表 3－32　吸附剂的含水量与活性等级的关系

活性等级	I	II	III	IV	V
氧化铝含水量/100%	0	3	6	10	15
硅胶含水量/100%	0	5	15	25	38

（3）点样：将样品用易挥发溶剂配成 1%～5% 的溶液。在距薄层板下端约 1 cm 处的中间用铅笔轻轻画上一个点（注意不要碰花或划破层析板的表面，以免影响层析分离效果），用管口平整的毛细管点加样品（苏丹 III 与偶氮苯的苯混合溶液），要求点样的斑点直径不超过 2～3 mm，量也不能太多，否则会出现拖尾现象而影响分离效果。

（4）展开：将点好样品的薄层层析板放入装有展开剂（本实验的展开剂为环己烷：冰醋酸：乙酸乙酯 =6：1：0.20）的密闭的小层析缸中进行展开，点有样品的一端浸入展开剂约 0.5 cm（如图 3－18 所示），当展开剂前沿到达离层析板上端约 0.5 cm 处时，将层析板取出，用铅笔标出溶剂前沿，然后让其自然挥干。本实验所用染料都有颜色，故不用显色剂。

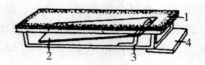

1. 玻盖；2. 薄层板；3. 支架；4. 垫板

图 3-18　近水平式展开

（5）计算 R_f 值：量出原点至溶剂前沿距离 b 和原点至斑点中心距离 a，则

$$R_f = \frac{a}{b} \tag{3-35}$$

五、数据记录与处理

将实验数据填入表 3-33。

表 3-33　实验结果记录

实验步骤	实验现象与备注
纸色谱：	
柱色谱：	
薄层色谱：	
结论：	

六、注意事项

（1）纸色谱：点样浓，防污染，展开剂不浸样点，纸条不靠缸壁。

（2）柱色谱：装柱实，浸润再加样，洗脱不干柱。

（3）薄层色谱：铺板均匀，点样小，展开剂不浸样点，溶剂不冲顶。

七、思考题

（1）什么叫 R_f 值？如何计算？

（2）薄层色谱有什么优点？常用的吸附剂有哪些？

（3）本实验的三种色谱就其作用原理来说，分别属于什么色谱？

（4）纸色谱和薄层色谱为什么要在密闭的层析缸中进行展开？

（5）若把样品点浸在展开剂液面下，对色谱结果有什么影响？

（6）柱色谱时，为什么溶剂或洗脱剂的液面不能低于氧化铝表面？如低于氧化铝表面或出现流干时，再加入洗脱剂继续进行洗脱，对色谱分离会有什么影响？

（刘永根）

实验二十二　水蒸气蒸馏

一、目的要求
（1）学习水蒸气蒸馏的原理及其应用。
（2）掌握水蒸气蒸馏的装置及其操作方法。

二、实验原理
　　水蒸气蒸馏是分离纯化有机化合物的重要方法之一。根据道尔顿分压定律，当水和不溶或者难溶于水的有机化合物共热时，整个体系的蒸气压应为各组分蒸气压之和，可以表示如下。

$$P = P_水 + P_A$$

　　式中：P——总的蒸气压，$P_水$——水的蒸气压，P_A——有机化合物的蒸气压，单位均为 mmHg。
　　当整个体系的蒸气压（P）等于外界大气压时，混合物开始沸腾，这时的温度即为它们的沸点。所以混合物的沸点将比其中任何一组分的沸点都要低些，即有机物可以在其沸点低得多而且在低于 100 ℃ 的温度下随水蒸气一起蒸馏出来，这样的操作叫"水蒸气蒸馏"。水蒸气蒸馏是用来分离和提纯液态或者固态有机化合物的重要方法。常见水蒸气蒸馏的混合物沸点见表 3–34。

表 3–34　常见水蒸气蒸馏的混合物沸点

有机物	沸点/℃	$P_水$/mmHg	P_A/mmHg	混合物沸点/℃
乙苯	136.2	567.0	195.2	92.0
溴苯	156.1	646.0	114.0	95.5
苯甲醛	178.0	703.5	220.0	97.9
苯胺	184.4	717.5	42.5	98.4
硝基苯	210.9	738.5	20.1	99.2
1–辛醇	195.0	744.0	16.0	99.4

　　例如，在制备乙苯时，将水蒸气通入含乙苯的反应混合物中，当温度达到 92 ℃ 时，乙苯的蒸气压为 195.2 mmHg，水的蒸气压为 567 mmHg，两者之和接近大气压，于是混合

物沸腾，乙苯就随水蒸气一起被蒸馏出来。蒸馏时混合物的沸点保持不变，直到其中某一组分几乎全部蒸出（因为总的蒸气压与混合物中二者的相对量无关）。

随水蒸气蒸馏出来的有机物和水，两者的质量比 $m_A/m_水$ 等于两者的分压 P_A 和 $P_水$ 分别和两者的相对分子质量 M_A 和 $M_水$ 的乘积之比，因此在馏出液中有机物和水的质量比可以按下式计算：

$$\frac{m_A}{m_水} = \frac{M_A \times P_A}{M_水 \times P_水}$$

例如：$P_水 = 567$ mmHg，$P_{乙苯} = 195.2$ mmHg，$M_水 = 18$，$M_{乙苯} = 106$，代入上式得：

$$\frac{m_{乙苯}}{m_水} = \frac{106 \times 195.2}{18 \times 567} = 2.0$$

即每蒸出 2 g 乙苯，便伴随蒸出 1 g 水。
所以馏出液中乙苯的质量分数如下。

$$\frac{2}{1+2} \times 100\% = 66.7\%$$

这个数值为理论值，因为实验时有相当一部分水蒸气来不及与被蒸馏物充分接触便离开了蒸馏烧瓶，同时，以上关系式只适用于不溶于水的化合物，但是在水中绝对不溶的化合物是没有的，所以计算所得值也是一个近似值。

三、仪器和试剂

（1）仪器。铁架台（铁圈、铁夹）、电炉、石棉网、圆底烧瓶、双孔橡皮塞、弯导管、橡皮管、T 形管、长玻璃弯导管、蒸馏烧瓶、单孔橡皮塞、直形冷凝管、尾接管、接液瓶、沸石。

（2）试剂。1 – 辛醇、自来水。

四、实验内容

（一）水蒸气蒸馏装置

实验室的水蒸气蒸馏装置如图 3 – 19（1）所示。主要包括水蒸气发生器部分、蒸馏部分、冷凝部分和接收器四个部分，其中后三部分与简单蒸馏装置类似。

水蒸气发生器顾名思义就是产生水蒸气的装置，常使用金属制的，如图 3 – 19（2）所示。

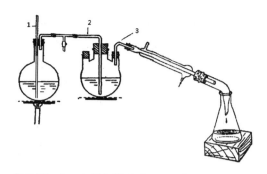

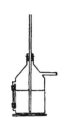

图 3 – 19 （1） 水蒸气
蒸馏装置

1. 安全管；2. 水蒸气导入管；3. 水汽蒸馏液导出管

图 3 – 19 （2） 金属制的水蒸气发生器

实验室常用容积较大的短颈圆底烧瓶代替，使用时水蒸气发生器内水的量约为容积的 2/3 为宜。瓶口配一个双孔软木塞，一孔插入长玻璃管（50 ～ 60 cm）作为安全管，另一孔插入水蒸气导出管。导出管用橡皮管与 T 形管相连。T 形管的下管口上套一短橡皮管，橡皮管上用螺旋夹夹住。T 形管的另一端与蒸馏部分的水蒸气导入管相连。这段水蒸气导入管应尽可能短些，以减少水蒸气的冷凝，且 T 形管右边比左边稍高出一点，可以使冷却水又流回水蒸气发生器。T 形管可以用来除去冷凝下来的水，在蒸馏过程中发生异常的情况时，还可以使水蒸气发生器与大气相通，方法是：将夹子夹在 T 形管与水蒸气导入管之间的橡皮管上即可，小心烫伤。

蒸馏部分通常采用三口蒸馏烧瓶。左口塞上塞子；中口插入水蒸气导入管，要求插到液面以下，距瓶底 6 ～ 7 mm；右口连接馏分导出管（或蒸馏头），导出管末端连接一直形冷凝管，组成冷凝部分。被蒸馏的液体体积不能超过烧瓶容积的 1/3。也可以用短颈圆底烧瓶代替三口蒸馏烧瓶，且一般将烧瓶倾斜 45° 左右，这样可以避免由于蒸馏时液体跳动十分剧烈而引起液体从导出管冲出，以致污染馏分。

为了减少由于反复移换容器而引起的产物损失，常直接利用原来的反应器（即非长颈圆底烧瓶），按图 3 – 20 所示装置进行水蒸气蒸馏，如果产物不多，则改用半微量装置（如图 3 – 21 所示）。

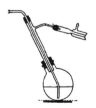

图 3 –20 用原容器进行水蒸气蒸馏   图 3 –21 少量物质的水蒸气蒸馏

通过观察水蒸气发生器安全管中水面的高低，可以判断出整个水蒸气蒸馏系统是否畅通。若水面上升得很高，则说明有某一部分阻塞，这时应将夹在 T 形管下端口的夹子取下，改夹到 T 形管与水蒸气导入管之间的橡皮管上，然后移去热源，稍待冷却后拆下装置进行检查（一般多数是水蒸气导入管下管被树脂状物质或者焦油状物所堵塞）和处理。否则，就会发生塞子冲出、液体飞溅的危险。

（二）水蒸气蒸馏操作

1. 检漏

依据图 3-19（2）所示，将仪器按顺序安装好后，应认真检查仪器各部位连接处是否严密，是否为封闭体系。

2. 加料

在水蒸气发生器中加入约 2/3～3/4 体积的热水，并加入几粒沸石。从三口蒸馏烧瓶的左口加入待蒸馏的混合物和几粒沸石，塞好塞子。再仔细检查一遍装置是否正确，各仪器之间的连接是否紧密，有没有漏气。

3. 加热

加热至沸腾。当有大量水蒸气产生并从 T 形管的下管口冲出时，先接通冷凝水，将夹子夹在 T 形管下端口，水蒸气便进入蒸馏部分，开始蒸馏。在蒸馏过程中，如由于水蒸气的冷凝而使烧瓶内液体量增加，以致超过烧瓶容积的 2/3，或者水蒸气蒸馏速度不快时，则可在三口蒸馏烧瓶下垫上石棉网，一起加热。如果反应剧烈，则不能加热，以免发生意外。蒸馏速度控制在每秒 1～2 滴为宜。

4. 收集馏分

与简单蒸馏相同。当馏出液无明显油珠，澄清透明时，便可停止蒸馏。

在蒸馏过程中，必须经常检查安全管中的水位是否正常，有无倒吸现象，三口烧瓶内液体溅飞是否厉害。一旦发生异常情况，应该立即将夹在 T 形管下端口的夹子取下，改夹到 T 形管与水蒸气导入管之间的橡皮管上，然后移去热源，找原因排故障。当故障排除后，才能继续蒸馏。

5. 最后处理

蒸馏完毕，应先取下 T 形管上的夹子，移走热源，稍待冷却后再关好冷却水，以免发生倒吸现象。拆除仪器（其顺序与装配时相反），洗净。

馏出液和水的分离方法，根据具体情况决定。

五、数据记录与处理

将实验数据记录填入表 3-35。

表 3-35 实验结果记录

投料情况：	
实验步骤	实验现象与备注
产品外观： 产量：	回收率：

六、注释

1. 使用水蒸气蒸馏，被提纯的化合物应具备下列条件

（1）不溶或难溶于水。

（2）在沸腾下与水不发生化学反应。

（3）在 100 ℃左右，该化合物应具有一定的蒸气压（一般不小于 10 mmHg）。

2. 水蒸气蒸馏法常用于下列几种类型的分离

（1）反应混合物中含有大量树脂状杂质或不挥发性杂质，采用蒸馏或者萃取等方法都难以分离的。

（2）从较多固体的反应混合物中分离被吸附的液体产物。

（3）某些沸点高的有机化合物，在常压下达到沸点时虽然可以与副产物分离，但容易被破坏，采用水蒸气蒸馏可在 100 ℃以下蒸出，如苯胺。

3. 水蒸气导入管的弯制

取一个长度适宜的玻璃管，选择适当位置，弯成80°左右的导气管即可。方法见简单玻璃工艺操作。要求与 T 形管相连接的一段要短一些，而插入三口蒸馏烧瓶的一段则要适当长一些。但是，过长则无法插入三口蒸馏烧瓶中，过短则接触液体不深或不能接触到液体。

七、思考题

（1）用水蒸气蒸馏苯胺和水的混合物，试计算馏出液中苯胺和水所占的质量分数。

（2）水蒸气蒸馏时，水蒸气导入管的末端为什么要插至接近于容器的底部？

（3）试找出水蒸气蒸馏和普通蒸馏装置的不同点并说明原因。

（4.）水蒸气蒸馏适用于哪些类型的分离？

（刘永根）

实验二十三 乙酸正丁酯的制备

一、目的要求

（1）掌握乙酸正丁酯制备的原理和方法。

（2）了解油水分离器的使用。

（3）进一步熟悉回流、分液和蒸馏的基本操作。

二、实验原理

有机酸酯通常用羧酸和相应的醇在少量催化剂（如浓硫酸）的存在下，通过酯化反应制得。乙酸正丁酯可用于调制香料和药物及用作喷漆、人造革和树胶等的溶剂，它是由乙酸和正丁醇发生酯化反应制得，其反应如下。

$$CH_3COOH + n-C_4H_9OH \xrightarrow{H^+} CH_3COOC_4H_9 + H_2O$$

酯化反应是一个可逆反应，为了提高产率，使平衡反应向生成酯的方向移动，既可以采用过量的醇或羧酸，也可以把反应生成的酯及时蒸出或不断分去生成的水，或是二者并用的方法。

三、仪器和药品

（1）仪器。圆底烧瓶、分液漏斗、普通漏斗、球形冷凝管、油水分离器、接收管、量筒、烧杯、锥形瓶、200 ℃温度计、精馏装置。

（2）试剂。冰醋酸、正丁醇、无水硫酸镁、浓硫酸、10%碳酸钠水溶液。

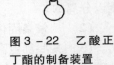

图 3 - 22　乙酸正丁酯的制备装置

四、实验内容

在干燥的 60 mL 圆底烧杯内，加入 3.7 g 正丁醇（约 5 mL，即 0.05 mol）和冰醋酸 3.3 g（约 3.2 mL，即 0.055 mol），然后在振摇下慢慢加入 2 滴浓硫酸，混合均匀，加几粒沸石，安装油水分离器和回流冷凝管，油水分离器中预先加入与支管口齐平的水，然后打开下端的旋塞放出理论上反应生成水的量，装置如图 3 - 22 所示。反应 20～40 min，不断将生成的水分分离出来，并保持油水分离器中水层的液面略低于支管面。当加热回流至不再有水生成（油水分离器中油水界面不再上升）时停止加热。稍待冷却后将反应混合物与油水分离器中的液体一起倒入盛有 4 mL 冷水的分液漏斗内，充分振荡，静置片刻，将下层水溶液分去，在上层粗乙酸正丁酯层加入 4.7 mL 10% 碳酸钠，振荡洗涤，静置分层，分去水层。油层再用 2～3 mL 蒸馏水振荡洗涤。再分去水层，将油倒入带盖的 30 mL 干燥锥形瓶中，加入适量无水硫酸镁或无水硫酸钠，盖好盖子，振摇后，静置 5 min。待溶液澄清后，用少许棉花滤入 30 mL 圆底烧瓶中，进行精馏，收集 124～126 ℃馏出液，称其重量并计算产率。纯乙酸正丁酯为无色透明液体，沸点 126 ℃，折射率 n_D^{20} 1.3941，比重 d_{20} 0.882。

五、数据记录与处理

将数据填入表 3 - 36 中。

表 3 - 36　实验结果记录

投料量：		投料比：	
时间	实验步骤	实验现象与备注	
产量：		产率：	
产品鉴定： （1）外观与性状		（2）化学鉴别	

六、注意事项

（1）本实验以冰醋酸过量提高产率，未反应的冰醋酸可用碳酸钠溶液及水洗，易除去。若正丁醇过量，则不易除去，蒸馏时，正丁醇和乙酸正丁酯在117.2 ℃形成二元恒沸混合物，其组成正丁醇47%，乙酸正丁酯53%，势必降低产率。

（2）标准口油水分离器不易购买，小心使用。

（3）以冰醋酸过量产率可达70%～80%，比以正丁醇过量高10%～20%。

（4）硫酸在反应中起催化作用，加热升温要稍慢并振摇至沸腾，以防有机反应物碳化。

（5）分水装置支口下部填充适量的水，使水面至支管下部水平线留空约1 mL容量，使未反应原料和产物酯可重新送回反应器中，而把反应产生的水分留下，可提高产率约20%。

（6）碳酸钠溶液洗涤除去未反应的乙酸，碱洗后酯层应呈中性，若偏酸性，继续用一定量碳酸钠溶液洗涤。

（7）干燥剂用无水硫酸镁或无水硫酸钠，不能用无水 $CaCl_2$，因为酯与 $CaCl_2$ 能生成配合物（ $CH_3COOC_4H_9 \cdot 4CaCl_2$ 或 $CH_3COOC_4H_9 \cdot 6CaCl_2$ ）。

（8）蒸馏时，没有标准口温度计而用普通温度计时，用橡胶管套在标准口套管中，使温度计水银球低于蒸馏头支管下部。否则馏出液沸点测不准，影响产品质量和产率。

七、思考题

（1）本实验采取什么方法提高产率？

（2）乙酸正丁酯粗制产品中有哪些杂质？如何除去？

（3）试计算反应完全时理论上应分出水的体积。

（刘永根）

实验二十四　醇、酚、醚、醛和酮的化学性质

一、目的要求

（1）掌握醇、酚、醚、醛、酮的主要化学性质。

（2）掌握鉴别醇、酚、醚、醛、酮类化合物的方法。

二、实验原理

1. 醇的化学性质

醇的化学性质主要表现在醇羟基上，醇能与金属钠反应放出氢气，并生成醇钠，其羟基能与酸作用生成酯。含C3～C5的醇能溶于卢卡斯（Lucas）试剂（HCl + $ZnCl_2$ ）并与之作用生成不溶于水的卤代烃，使得反应液变浑浊，静置后出现分层现象，反应前后变化明显，便于观察。

$$ROH + HCl \xrightarrow{ZnCl_2} RCl + H_2O$$

此外，多元醇特别是邻羟基多元醇如甘油，可与氢氧化铜发生反应，生成深蓝色的甘油铜。

$$\begin{matrix} H_2C{-}OH \\ | \\ HC{-}OH \\ | \\ H_2C{-}OH \end{matrix} + Cu(OH)_2 \longrightarrow \begin{matrix} H_2C{-}O \\ \\ HC{-}O \\ | \\ H_2C{-}OH \end{matrix}\!\!\Big\rangle Cu + 2H_2O$$

2．酚的化学性质

酚羟基由于和苯环直接相连，氧上未共用电子对与苯环的 π 电子形成 p–π 共轭体系，导致羟基中氢氧键的极性增大，易解离出氢离子，所以酚具有弱酸性，与碱溶液作用生成能溶于水的酚钠。

苯酚中，由于 p–π 共轭效应，使苯环上羟基邻位或对位上的氢原子有较大的活性，易被其他原子或原子团取代。如被溴取代而生成 2，4，6 – 三溴苯酚的白色沉淀。

酚类或含有酚羟基的化合物，由于具有烯醇式结构，大多数能与三氯化铁溶液反应，其产物呈现不同的颜色，产生颜色的原因主要是由于生成电离度很大的酚铁盐络合物，此特点常用于酚的鉴别。

$$6\,ArOH + FeCl_3 \rightleftharpoons [Fe(OAr)_6]^{3-} + 6\,H^+ + 3\,Cl^-$$
$$(\text{蓝紫色})$$

3．醛和酮的化学性质

醛和酮都含有羰基（ $-\overset{\overset{\displaystyle O}{\|}}{C}-$ ），它是一个极性双键，碳带部分正电荷，具有较大的

极性（偶极矩为 2.3D～2.8D），可与许多试剂，如亚硫酸氢钠、氢氰酸、2，4－二硝基苯肼、羟胺等发生亲核加成反应。但由于醛羰基在碳链末端，而酮羰基在分子中间，两者的化学性质也存在某些差异，例如醛易被弱氧化剂（托伦试剂，斐林试剂）氧化成羧酸，而一般酮则不能。脂肪醛和芳香醛也存在性质上的差异，如芳香醛就不能被斐林试剂氧化。

$$R-CHO + H_2HNN{-}\underset{NO_2}{\overset{NO_2}{\bigcirc}} \xrightarrow{\triangle} RCH=NHN{-}\underset{NO_2}{\overset{NO_2}{\bigcirc}}$$

$$R-CHO + [Ag(NH_3)_2]NO_3 \longrightarrow RCOOH + Ag\downarrow + H_2O$$

$$R_2=O + [Ag(NH_3)_2]NO_3 \longrightarrow (-)$$

$$R-CHO + 2Cu(OH)_2 + NaOH \longrightarrow RCOONa + Cu_2O\downarrow + 3H_2O$$

凡具有 CH_3COR 结构的羰基化合物及具有 $CH_3\underset{|}{\underset{OH}{CHR}}$ 结构的醇均能与次碘酸钠作用生成碘仿。

$$CH_3COR + 3NaIO \longrightarrow CHI_3\downarrow + RCOONa + 2NaOH$$

$$CH_3CH(OH)R + NaIO \longrightarrow CH_3COR \xrightarrow{NaCHI_3} CHI_3\downarrow + RCOONa$$

三、仪器和试剂

（1）仪器。试管、试管架、水浴箱、烧杯、玻璃棒。

（2）试剂。2%硫酸铜溶液、5%氢氧化钠溶液、甘油、95%乙醇、液体苯酚、6 mol/L盐酸、1%苯酚溶液、饱和溴水、1%邻苯二酚溶液、1%连苯三酚溶液、1%三氯化铁溶液、10%碳酸钠溶液、0.05%高锰酸钾溶液、乙醚、5%碘化钾溶液、含过氧化物的乙醚（乙醚：30%过氧化氢≈2∶1）、2，4－二硝基苯肼、苯甲醛、丙酮、5%硝酸银溶液、2%氨水、甲醛溶液、斐林试剂甲、斐林试剂乙、碘液、冰醋酸、5%亚硝酰铁氰化钠溶液、浓氨水。

四、实验内容

1. 醇的化学性质

往一支试管中加入2%硫酸铜溶液6滴，然后加入5%氢氧化钠溶液8滴，使氢氧化铜完全沉淀，将此悬浊液等分为二，在振摇下分别加入2滴甘油和2滴95%乙醇，观察结果并加以比较。

2. 酚的化学性质

（1）苯酚的酸性。取液体苯酚（注意与苯酚水溶液相区别）3滴置于一支试管中，加水 5 滴，振摇后得到乳浊液，然后滴入 1 滴 5% 氢氧化钠至呈碱性，观察有何变化。再滴加 1～2 滴 6 mol/L 盐酸至呈酸性，又有何变化？

（2）溴化反应。取 1% 苯酚水溶液 2 滴置于一支试管中，缓慢滴入饱和溴水 2～3 滴，并不断振摇，观察现象。

（3）与三氯化铁的反应。取三支试管，分别加入 1% 苯酚溶液、1% 邻苯二酚溶液、1% 连苯三酚溶液各 5 滴，在每支试管中均加入 1% 三氯化铁溶液 2 滴，振摇后观察颜色。

（4）苯酚的氧化作用。取 1% 苯酚溶液 10 滴置于一支试管中，加入 10% 碳酸钠溶液 2 滴，混合后滴入 0.05% 高锰酸钾溶液 2～3 滴，同时加以振摇，观察结果。

3．乙醚纯度的检验

（1）取乙醚 5 滴置于一支试管中，加 5% 碘化钾溶液 1 滴，6 mol/L 盐酸 1 滴，振摇后观察现象。

（2）取含过氧化物的乙醚 5 滴做同样试验，观察现象并比较结果。

4．醛和酮的化学性质

（1）腙的生成。取两支试管各加入 10 滴 2,4 - 二硝基苯肼试剂，然后于一支试管中加入 3 滴苯甲醛，另一支加入 3 滴丙酮，用力振摇，观察现象。

（2）与托伦（Tollens）试剂的反应。取 5% 硝酸银溶液 10 滴，置于洁净的试管中，加入 5% 氢氧化钠溶液 1 滴，在振摇下逐滴加入 2% 氨水至生成的沉淀刚好溶解。将此配好的托伦试剂分一半到另一支洁净试管中，再在两支试管中分别加甲醛溶液和丙酮溶液各 3 滴，摇匀后，置于水浴（60～70 ℃）中加热 10 min，加热过程中不要摇动。观察现象并比较结果。

（3）与斐林（Fehling）试剂的反应。取斐林试剂甲、乙各 15 滴置于一支试管中，混合均匀后分置于三支试管中，然后分别加入甲醛溶液、苯甲醛溶液和丙酮溶液各 4 滴，并于沸水浴中加热 5 min，观察现象并比较结果。

（4）碘仿反应。在两支试管中分别加入丙酮 2 滴、95% 乙醇 4 滴，各加入碘液 3～4 滴，摇匀后逐滴加入 5% 氢氧化钠溶液直至碘的颜色褪去为止，观察现象。

（5）丙酮的特殊反应。取两支试管，各加入水 15 滴，丙酮 2～3 滴，5% 亚硝酰铁氰化钠 Na_3[Fe(CN)$_5$NO] 溶液 5 滴，混匀、备用。在一支试管内加入 2 滴 5% NaOH 溶液，混合均匀后观察现象；在另一支试管内加入 2 滴冰醋酸，混匀，然后将试管倾斜，沿管壁慢慢加入浓氨水 2～3 滴（不要振摇），观察现象。临床化验中，用上述方法作为对尿液中丙酮的检查，以帮助疾病的诊断。

将上述实验现象、反应方程式、实验结果/结论按性质实验报告的要求格式填写在表 3 -37 中。

五、实验数据与记录

将数据填入表 3 – 37 中。

表 3 – 37　实验结果记录

实验步骤	实验现象与备注

六、注意事项

（1）苯酚对皮肤有很强的腐蚀性，使用时切勿与皮肤接触，万一碰到皮肤，立即用水冲洗，再用酒精棉球擦洗。

（2）托伦试剂久置后将形成雷银（AgN_3）沉淀，容易爆炸，故必须临时配用。进行实验时，切忌用灯焰直接加热，以免发生危险。实验完毕后，应加入少许硝酸，立即煮沸洗去银镜。

（3）硝酸银溶液与皮肤接触，会立即形成难以洗去的黑色蛋白银，故滴加和摇荡时应小心操作。

（4）斐林试剂与脂肪醛共热时，有砖红色沉淀氧化亚铜（Cu_2O）产生。但与芳香醛共热时为阴性反应，可以借此性质区别脂肪醛和芳香醛。

（5）实验过程中试剂应按量加入，观察到实验现象即可。切勿将试剂瓶滴管乱摆乱放，避免相互污染。

七、思考题

区分下列七种溶液：正丁醇、异丙醇、苯酚、苯甲醛、甲醛、2 – 戊酮、3 – 戊酮。要求：步骤合理，所用试剂少，方法简单，现象明显。

（王烁今）

实验二十五　羧酸、取代羧酸及酰胺等的化学性质

一、目的要求

（1）掌握羧酸及取代羧酸的主要化学性质。

（2）熟悉酰胺如尿素等的主要化学性质。

二、实验原理

羧酸具有酸性，一般属弱酸，其 pKa 在 4～5 之间。它们能与碱生成盐，但在强酸作用下又将羧酸重新游离析出。

$$RCOOH + NaOH （Na_2CO_3） \longrightarrow RCOONa + H_2O （CO_2）$$

$$RCOONa \xrightarrow{H^+} RCOOH + Na^+$$

羧酸与醇在酸的催化下加热反应生成的化合物称为酯，由有机酸和醇直接生成酯的反应称为酯化反应。酯化反应是可逆的，反应速度非常慢，需要在强酸（如浓硫酸）的催化下加热进行。

$$RCOOH + R'OH \xrightarrow[\triangle]{H^+} RCOOR' + H_2O$$

甲酸的酸性在脂肪一元羧酸中最强，pKa ＝3.75。因分子结构中含有醛基而具有还原性，能发生银镜反应。

$$AgNO_3 + NaOH + 2NH_3 = ［Ag （NH_3）_2］ OH + NaNO_3$$

$$HCOOH + 2 ［Ag （NH_3）_2］ OH \xrightarrow{\triangle} 2Ag \downarrow + 4NH_3 \uparrow + CO_2 \uparrow + 2H_2O$$

羧酸在一定条件下能发生脱羧反应，例如草酸加热时，容易脱羧，失去一分子二氧化碳，生成甲酸。

$$HOOC—COOH \xrightarrow{\triangle} HCOOH + CO_2 \uparrow$$

凡具有 R—CH（OH）COOH 结构的 α – 醇酸，如乳酸、酒石酸等，都可以通过氧化脱羧成醛，发生银镜反应。

水杨酸为酚酸，分子中含有酚羟基，能与三氯化铁作用生成紫色配合物。若将水杨酸加热至 230～250 ℃，即起脱羧反应而生成苯酚。

尿素是碳酸的二酰胺，也可看作是氨基甲酸的酰胺，它可与硝酸或草酸作用生成难溶盐。

$$H_2N-\overset{\overset{\displaystyle O}{\|}}{C}-NH_2 + HNO_3 \longrightarrow H_2N-\overset{\overset{\displaystyle O}{\|}}{C}-N^+H_3NO_3^- \downarrow（白色）$$

$$H_2N-\overset{\overset{\displaystyle O}{\|}}{C}-NH_2 + HOOC-COOH \longrightarrow H_2N-\overset{\overset{\displaystyle O}{\|}}{C}-N^+H_3(HOOCCOO^-) \downarrow（白色）$$

尿素在碱液中经加热后易水解而放出氨气：

$$H_2N-\overset{\overset{\displaystyle O}{\|}}{C}-NH_2 + 2NaOH \longrightarrow NaO-\overset{\overset{\displaystyle O}{\|}}{C}-ONa + 2NH_3 \uparrow$$

尿素与亚硝酸作用放出氮气和二氧化碳：

$$H_2N-\overset{\overset{\displaystyle O}{\|}}{C}-NH_2 + 2HONO \longrightarrow HO-\overset{\overset{\displaystyle O}{\|}}{C}-OH + 2H_2O + N_2 \uparrow$$
$$\longrightarrow CO_2 \uparrow + H_2O$$

尿素加热至其熔点以上时，两分子尿素失去一分子氨而生成缩二脲。缩二脲在碱性溶液中与铜盐发生紫红色配合物，此反应称为缩二脲反应。

$$H_2N-\overset{\overset{\displaystyle O}{\|}}{C}-NH_2 + H_2N-\overset{\overset{\displaystyle O}{\|}}{C}-NH_2 \xrightarrow{160\ ℃} H_2N-\overset{\overset{\displaystyle O}{\|}}{C}-\overset{\overset{\displaystyle H}{|}}{N}-\overset{\overset{\displaystyle O}{\|}}{C}-NH_2 + NH_3 \uparrow$$

三、仪器和试剂

（1）仪器。带塞导管及配套试管、烧杯、表面皿、培养皿、镊子、木夹、酒精灯。

（2）试剂。苯甲酸晶体、5%氢氧化钠溶液、浓硫酸、异戊醇、冰醋酸、5%硝酸银溶液、5%稀氨水、5%甲酸溶液、固体草酸、石灰水、10%酒石酸溶液、饱和水杨酸溶液、1%三氯化铁溶液、尿素固体、40%尿素溶液、6 mol/L硫酸、饱和草酸溶液、20%亚硝酸钠溶液、浓硝酸、5%硫酸铜溶液、蓝色石蕊试纸、红色石蕊试纸、pH试纸。

四、实验内容

1. 羧酸的性质

（1）成盐反应。用一个小药勺取少许苯甲酸晶体放入盛有 2 mL 水的试管中，加入5%氢氧化钠溶液数滴至呈碱性（以 pH 试纸试之），振荡并观察现象，接着再加 1～2 滴浓硫酸呈酸性（以 pH 试纸试之），振荡并观察现象。

（2）酯化反应。在一支干燥的小试管中加入异戊醇15滴，冰醋酸10滴，再加入2滴浓硫酸，振摇均匀后，置于 60～70 ℃的热水浴中约 10 min，然后取出试管将试管浸入冷水中冷却，最后向试管内加水 5 mL，注意嗅酯的气味。

（3）甲酸的还原性。取两支干净明亮的试管。其中一支试管中加入 5 滴 5% 甲酸溶液，再用 5% 氢氧化钠溶液调整 pH 至 10 ～ 12（以 pH 试纸试之），配好（甲酸钠溶液）后备用；取另一支试管加入 10 滴 5% 硝酸银溶液，再加 2 滴 5% 氢氧化钠溶液，再逐滴加入 5% 稀氨水，并不断振摇，加至沉淀恰好溶解为止，即得硝酸银氨溶液。把备用的甲酸钠溶液慢慢地加入硝酸银氨溶液中，放在 95 ℃ 的水浴中加热 30 min 后观察现象。

（4）草酸脱羧。在一支干燥试管中，加入一小匙固体草酸，装上带导管的塞子，将试管夹在铁架上，使管口略高于管底，并把导管插入另一支盛有 2 mL 石灰水的试管中，用小火均匀加热盛有草酸的试管底部，观察两支试管中的实验现象。

2．取代羧酸的性质

（1）酒石酸的银镜反应。取 1 滴酒石酸溶液于一支试管中，加蒸馏水 9 滴，再滴加 5% 氢氧化钠溶液 3 滴至呈碱性（以 pH 试纸试之），加入硝酸银溶液 3 滴即产生黄褐色沉淀，然后逐滴加入 5% 稀氨水，并不断振摇至沉淀恰好溶解，置水浴中加热至 60 ～ 70 ℃，5 min 后观察并记录现象。

（2）水杨酸的性质。取 5 滴饱和水杨酸溶液于一支试管中，加入 1 ～ 2 滴 1% 三氯化铁溶液，观察溶液颜色的变化。

3．尿素的性质

（1）碱性。在两支试管中分别加入 40% 尿素溶液 4 滴，然后在其中一支试管中加入 4 滴浓硝酸，在另一支试管中加入 4 滴饱和草酸溶液，观察现象。

（2）水解。在一支试管中加入 5% 氢氧化钠溶液 15 滴，40% 尿素溶液 5 滴，将试管用小火加热，嗅其所产生的气味，并将润湿的红色石蕊试纸放在试管口，观察颜色的变化。

（3）与亚硝酸的反应。在一支试管中加入 40% 尿素溶液 10 滴，20% 亚硝酸钠溶液 10 滴，将试管置于冷水中，然后逐滴加入 6 mol/L 硫酸 10 滴，振摇试管，会逸出哪些气体？同时用润湿的蓝色石蕊试纸放在试管口，观察颜色的变化。

（4）缩二脲反应。往一支干燥的试管中加入一小药匙尿素，拿木夹夹住试管并用酒精灯小火加热，尿素先熔化，继而放出氨气（嗅其气味或以润湿的红色石蕊试纸检验），继续加热，试管内的物质逐渐凝固，最后凝结成固体时停止加热。待试管冷却后，加入 1 mL 热水，用玻璃棒搅拌，使固体尽量溶解，然后加入 5% 氢氧化钠溶液及 5% 硫酸铜溶液各 2 滴，观察结果。

五、数据记录与处理

将实验结果记录在表 3 - 38。

表 3 - 38　实验结果记录

实验步骤	实验现象与备注

六、注意事项

在酒石酸的银镜反应过程中加入硝酸银后，若产生白色沉淀，说明氢氧化钠溶液加得不够，溶液未呈碱性，致使加入的硝酸银与酒石酸作用生成酒石酸银的白色沉淀，而不能发生银镜反应。

七、思考题

试用简单的方法鉴别下列一组物质：甲酸、乙酸、乙二酸、水杨酸。

（王烁今）

实验二十六　乙酰水杨酸的合成

一、目的要求

（1）学习酰化反应的原理和实验操作方法。
（2）进一步熟悉重结晶提纯法。

二、实验原理

乙酰水杨酸，通常称为阿司匹林（Aspirin），是由水杨酸（邻羟基苯甲酸）和乙酸酐合成的。早在18世纪，人们已从柳树皮中提取了水杨酸，并注意到它可以作为止痛、退热和抗炎药，不过对肠胃刺激作用较大。后来人们终于成功地合成了可以替代水杨酸的有效药物乙酰水杨酸，直到目前，阿司匹林仍然是一个广泛使用的具有解热止痛作用和治疗感冒的药物。

制备乙酰水杨酸最常用的方法是将水杨酸与乙酐作用，通过乙酰化反应，使水杨酸分子中酚羟基上的氢原子被乙酰基取代，生成乙酰水杨酸。为了加速反应的进行，通常加入少量的浓硫酸作为催化剂，其作用是破坏水杨酸分子中羧基与酚羟基间形成的氢键，从而使酰化反应较易完成。

主要副反应为：

三、仪器和试剂

（1）仪器。125 mL 锥形瓶、水浴箱、温度计、150 mL 烧杯、抽气过滤装置、循环式真空水泵、50 mL 量筒、表面皿、台秤、玻璃棒、试管。

（2）药品。2.0 g（0.014 mol）水杨酸、4 mL（5.4 g，0.05 mol）乙酸酐、饱和碳酸氢钠水溶液、1% 三氯化铁、浓硫酸、浓盐酸、95% 乙醇。

四、实验内容

在 125 mL 干燥的锥形瓶中加入 2.0 g（0.014 mol）干燥水杨酸和 4 mL（约 5.4 g，0.05 mol）乙酸酐，然后加 5 滴浓硫酸，充分摇动。水浴加热，待水杨酸溶解后，保持瓶内温度在 85～90 ℃。维持 5～10 min 并不时加以振摇。冷却至室温，即有乙酰水杨酸结晶析出（若不结晶，可用玻璃棒摩擦瓶壁）。加入 25 mL 冷蒸馏水，并用冰水冷却 15 min，直至白色结晶完全析出。抽气过滤，并用少许蒸馏水洗涤，抽干，即得粗制的乙酰水杨酸，转移至表面皿上，在空气中风干，称重。

取极少量粗制品，溶解于几滴乙醇中，加 1% 三氯化铁溶液 1～2 滴，观察颜色的变化。

粗制乙酰水杨酸的提纯：将粗制的乙酰水杨酸放入干燥的 150 mL 烧杯中，在搅拌下加入 25 mL 饱和碳酸氢钠溶液，加完后继续搅拌几分钟，直至无二氧化碳气泡产生。抽气过滤，副产物聚合物应被滤出，用 5～10 mL 水冲洗漏斗，合并滤液，倒入预先盛有 4～5 mL 浓盐酸和 10 mL 水配成的溶液的烧杯中，搅拌均匀，即有乙酰水杨酸沉淀析出。将烧杯置于冰水中冷却约 15 min，结晶完全析出后，再进行减压抽滤，用洁净的玻璃塞挤压滤饼，尽量抽出滤液，并用少量冷蒸馏水洗涤结晶 2 次，抽干水，即得纯化了的乙酰水杨酸。将结晶移至表面皿上干燥。取极少量乙酰水杨酸，溶解于几滴乙醇中，加入 1% 三氯化铁溶液 1～2 滴，观察颜色变化，鉴定乙酰水杨酸的纯度。乙酰水杨酸的制备、分离、纯化装置，如图 3-23 所示。

干燥后称重，计算产率。纯乙酰水杨酸的熔点为 136 ℃。

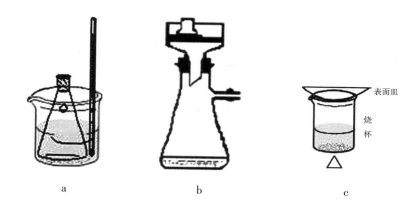

a. 反应装置；b. 减压过滤装置；c. 热水浴干燥装置

图 3 -23　乙酰水杨酸制备、分离、纯化装置

五、数据记录与处理

将实验结果填入表 3 - 39。

表 3 -39　实验结果记录

投料量：		投料比：	
时间	实验步骤		实验现象与备注
分离后粗产品质量：		纯化后产品质量：	
纯化收率：		产率计算：	
产品鉴定： （1）外观与性状： （2）化学鉴别： （3）熔点测定：			

六、注意事项

（1）乙酸酐应是新蒸的，馏分收集 139～140 ℃。

（2）反应温度不宜过高，否则将增加副产物的生成，如水杨酰水杨酸、乙酰水杨酸水杨酯。

（3）粗制品中往往混有一些未作用的水杨酸，可与三氯化铁产生颜色反应。

七、思考题

（1）本实验所用的浓硫酸和醋酸酐均有很强的腐蚀性，使用时应注意什么？

（2）为什么使用新蒸馏的乙酸酐？

（3）前后两次用三氯化铁溶液检查，其结果说明了什么？

（4）通过实验，你认为在制备乙酰水杨酸的过程中应注意哪些问题，才能保证有较高的产率？

（5）水杨酸的乙酰化比一般的醇或酚更难还是更容易些，为什么？

表 3-40　反应试剂、产物的物理常数

名　称	分子量	性　状	熔点/℃	沸点/℃	密度	折光率	溶解度		
							水	乙醇	乙醚
水杨酸	138.00	白色结晶性粉末，无臭味	157～159	211.0	—	—	溶	易溶	易溶
乙酸酐	102.09	无色液体易燃有醋酸味	-73.1	138.6	1.08	1.39	易溶	溶	易溶
乙酰水杨酸	180.16	白色针状结晶	135～140	—	—	—	微溶	易溶	溶

（王烁今）

实验二十七　外消旋苦杏仁酸的拆分

一、目的要求

（1）了解外消旋体拆分的意义和原理。

（2）进一步熟悉重结晶、萃取等实验操作。

（3）熟悉比旋光度的测定。

二、实验原理

用化学方法合成的苦杏仁酸，虽然分子中只有一个不对称碳原子，但我们常常得到的只是无旋光性的外消旋体。即它们是由化学结构相同，而原子在空间排列不同的两种等量的对映体组成。由于它们的许多性质，如熔点、沸点、溶解度等完全相同而难以将它们分离开。拆分外消旋体最常用的方法是化学法，如果手性化合物的分子中含有一个易于反应的拆分基团，可以使它与一个纯的旋光性化合物（拆解剂）反应，从而把一对对映体变成两种非对映体，由于非对映体之间的性质如溶解性、结晶性等差别较大，可利用结晶等方法将它们分离、精制，然后利用逆反应去掉拆解剂，得到纯的旋光性化合物，达到拆分的目的。通常可用马钱子碱（士的宁）、奎宁和麻黄素等旋光纯的生物碱拆分酸性外消旋体；用酒石酸、樟脑磺酸等旋光纯的有机酸拆分碱性外消旋体。

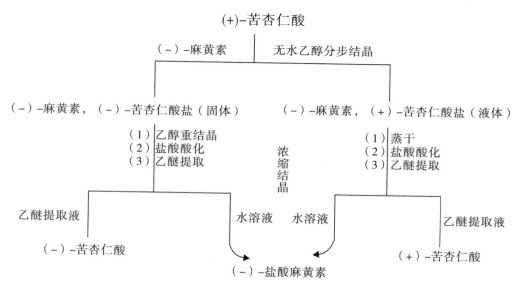

利用天然纯的（－）－麻黄素作为拆解剂，与外消旋的苦杏仁酸作用，生成非对映异构体，再利用这两种盐的溶解度不同加以分离，然后用酸分别处理已拆分的盐，便得到两种较纯的、左旋和右旋的苦杏仁酸。其实验过程见图3-24所示。

图3-24 化学方法拆分苦杏仁酸对映体流程

在实际工作中，要把一对光学对映体完全分离开是比较困难的。因此常用光学纯度表示被拆分后对映体的纯净纯度，它等于实测样品的比旋光度除以纯旋光体的比旋光度，即

$$光学纯度 = \frac{样品比旋光度}{纯物质的比旋光度} \times 100\%$$

三、仪器和试剂

（1）仪器。水泵、分液漏斗、抽滤瓶、布氏漏斗、旋光仪。

（2）试剂。盐酸麻黄素、氢氧化钠、乙醚、无水硫酸钠、无水乙醇、外消旋苦杏仁酸、浓盐酸、刚果红试纸。

四、实验内容

1. (-)-麻黄素的制备

在 50 mL 锥形瓶中，将 4 g（0.02 mol）盐酸麻黄素溶于 10 mL 水中，加入 1 g 氢氧化钠溶于 5 mL 水的溶液，充分搅拌混合，待冷却后，每次用 10 mL 乙醚萃取两次，合并乙醚萃取液，用无水硫酸钠干燥半小时。滤除干燥剂后蒸去乙醚，即得（-）-麻黄素。

2. 外消旋苦杏仁酸的拆分

将制得的麻黄素置于 100 mL 圆底烧瓶中，加入 30 mL 无水乙醇溶解，然后加入外消旋苦杏仁酸 3 g（0.02 mol）溶于 10 mL 无水乙醇溶液，装上回流冷凝管，将混合物水浴加热回流 2 h，待反应物冷至室温后，再用冰水冷却使其结晶。抽滤（保存滤液），得白色粗产物，将粗产物用 40 mL 无水乙醇重结晶得无色晶体，再用 20 mL 无水乙醇重结晶一次，得白色粒状晶体，即为（-）-麻黄素（-）-苦杏仁酸，约 1.5 g，熔点169～170 ℃。

将得到的上述盐溶于 10 mL 水，用浓盐酸小心酸化到使刚果红试纸变蓝（约需 1 mL），然后每次用 10 mL 乙醚萃取两次，合并萃取液并用无水硫酸钠干燥半小时。滤除干燥剂，蒸去乙醚，得（-）-苦杏仁酸白色结晶约 0.5 g，熔点 131～132 ℃。萃取后的水溶液倒入指定的容器内，以便回收麻黄素。

将前面保存的滤液在水浴上蒸去乙醇，并用水泵减压将溶液蒸干。在残留物中加入 20 mL 水，再滴加浓盐酸至刚果红试纸变蓝，并搅拌使固体物溶解。过滤除去不溶物，再每次用 10 mL 乙醚萃取两次，醚溶液处理同前，得（+）-苦杏仁酸约 0.5 g，熔点 120～124 ℃。萃取后的水溶液亦应倒入指定容器，回收麻黄素。

3. 比旋光度的测定

将上面制得的（+）-和（-）-苦杏仁酸准确称量后，用蒸馏水配成2%的溶液，测定其旋光度。按下式计算比旋光度及计算拆分后每个对映体的光学纯度。

$$[\alpha]_D^t = \frac{\alpha}{L \times C} \qquad (3-36)$$

式中：α——旋光度；L——管长，dm;，C——质量浓度，g/mL。

纯粹苦杏仁酸的 $[\alpha]$ = ±156°。

五、数据记录与处理

将数据记录在表 3-41 中。

表 3-41　实验结果记录

投料量：		投料比：
时间	实验步骤	实验现象与备注

（续上表）

产量：	产率：
（＋）－苦杏仁酸比旋光度： （－）－苦杏仁酸比旋光度：	（＋）－苦杏仁酸光学纯度： （－）－苦杏仁酸光学纯度：

六、注意事项

（1）蒸出的乙醚可用于下一步萃取。

（2）将萃取后的水溶液在蒸馏瓶中蒸去大部分水，然后移至烧杯中浓缩至一定体积后，冷却结晶，抽滤析出晶体，干燥，即可回收（－）－麻黄素。

（3）（＋）－苦杏仁酸的分离显得更加困难，一般难以得到纯品。故建议安排学生实验时只分离对映异构体之一，即（－）－苦杏仁酸。

（4）若溶液混浊，需用定量滤纸过滤。

七、思考题

（1）（＋）和（－）－苦杏仁酸红外光谱图相同吗？

（2）如果苦杏仁酸水溶液的旋光度为－6°，应如何确定其旋光度是－6°而不是＋354°？

（3）本实验中，提高产品光学纯度的关键步骤是什么？

（王烁今）

附　录

一、20 ℃时常用酸、碱物质的量浓度、质量分数和密度

名称	基本单元	物质的量浓度/ mol·L^{-1}	100 g 溶液中含基本单元/g	密度/ g·mL^{-1}
浓硫酸	H_2SO_4	18.4	98	1.84
浓硝酸	HNO_3	16	69.8	1.42
盐酸	HCl	10.2	32	1.16
盐酸	HCl	10.9	34	1.17
盐酸	HCl	11.6	36	1.18
盐酸	HCl	12.4	38	1.19
盐酸	HCl	13.1	40	1.20
冰醋酸	CH_3COOH	17.4	99.5	1.05
高氯酸	$HClO_4$	12.7	70	1.77
氢氟酸	HF	27	47	1.15
磷酸	H_3PO_4	14.75	85.5	1.69
浓氨水	NH_3	15	26	0.90
氢氧化钠	NaOH	8.0	25.1	1.28
氢氧化钠	NaOH	10.0	30.2	1.33
氢氧化钾	KOH	6.94	30.0	1.29
氢氧化钾	KOH	8.34	34.9	1.34

二、不同温度时标准缓冲液的 pH

温度/ ℃	10	15	20	25	30	35	40
0.034 mol·L^{-1}饱和酒石酸氢钾	—	—	—	3.56	3.55	3.55	3.55
0.05 mol·L^{-1}邻苯二甲酸氢钾	4.00	4.00	4.00	4.01	4.01	4.02	4.03
0.025 mol·L^{-1}KH$_2$PO$_4$ – Na$_2$HPO$_4$	6.92	6.90	6.88	6.86	6.85	6.84	6.84
0.01 mol·L^{-1}硼砂（Na$_2$B$_4$O$_7$·10H$_2$O）	9.33	9.27	9.22	9.18	9.14	9.10	9.07
0.05 mol·L^{-1}四草酸氢钾	1.67	1.67	1.68	1.68	1.69	1.69	1.69

三、实验室常用洗涤液

名称	配制方法	备注
合成洗涤剂	将合成洗涤剂粉用热水搅拌配成浓溶液	用于一般的洗涤
2.5%的次氯酸钠溶液	取漂白粉 200 g，加水 1000 mL，搅拌均匀；另将碳酸钠 160 g 溶于 1000 mL 温水中，再将两液混合，搅拌，澄清后过滤即得	用于破坏致癌性物质，如黄曲霉毒素
铬酸洗液	取重铬酸钾粉末 10 g 于 250 mL 烧杯中，加水 20 mL，加热溶解，冷后缓缓加入 200 mL 浓 H$_2$SO$_4$，冷却后，贮于磨口细口瓶中	用于洗涤油污及有机物，使用时防止被水稀释。用后倒回原瓶，可反复使用，直至溶液变为绿色*
碱性 KMnO$_4$洗液	取 KMnO$_4$ 4 g，用少量水溶解，缓缓加入 100 mL 10% NaOH 溶液	用于洗涤油污及有机物。洗后玻璃壁上附着的 MnO$_2$ 沉淀，可用 FeSO$_4$ 或 Na$_2$SO$_3$ 溶液洗去
碱性酒精溶液	30%～40% NaOH 酒精溶液	用于洗涤油污

*铬有致癌作用，因此配制和使用洗液时要极为小心；已还原为黑绿色的铬酸洗液，可加入固体 KMnO$_4$ 使其再生，减少铬对环境的污染。

四、常用有机溶剂的性质

名称	分子式	分子量	比重/ $g \cdot cm^3$	沸点/ ℃	折光率	备注
乙酸乙酯	$CH_3COOC_2H_5$	88	0.901	77	1.372 3	溶于乙醇、氯仿、苯和乙醚，可燃
甲醇	CH_2OH	32.4	0.792 8	64	1.330 0	溶于水、乙醇、乙醚等，易燃
乙醇	CH_3CH_2OH	46.07	0.799 3	78.5	1.362 42	溶于水、乙醚、苯等，易燃
乙醚	$C_2H_5OC_2H_5$	74.12	0.832	34.5	1.439 7	溶于乙醇、苯、石油醚，易燃
氯仿	$CHCl_3$	119.39	1.493 5	61～62	1.447 6	溶于醇，有毒
苯	C_6H_6	78.7	0.789	80.09	1.561 42	不溶于水，溶于其他有机溶剂，易燃，有毒
丙酮	CH_3COCH_3	58.08	0.792	56.5	1.358 86	溶于水、醇，易燃

五、某些化合物的相对分子质量

化合物	相对分子质量	化合物	相对分子质量	化合物	相对分子质量	化合物	相对分子质量
CH_3COCH_3	58.08	AgBr	187.77	H_2SO_4	98.08	$Na_2H_2Y \cdot 2H_2O$	372.26
$C_6H_4 \cdot COOH \cdot COOK$	204.23	AgCl	143.32	$HgCl_2$	271.50	NaI	149.89
AgCN	133.89	$FeCl_2$	126.75	Hg_2Cl_2	472.09	$NaNO_2$	69.00
Ag_2GrO_4	331.73	$FeCl_3$	162.21	KBr	119.00	Na_2O	61.98
AgI	234.77	$FeCl_3 \cdot 6H_2O$	270.30	$KBrO_3$	167.01	NaOH	40.01
$AgNO_3$	169.87	FeO	71.85	KCN	65.12	Na_3PO_4	163.91
Al_2O_3	101.96	Fe_2O_3	159.69	KCl	74.55	Na_2S	78.04
$FeSO_4 \cdot H_2O$	169.95	$Al_2(SO_4)_3$	342.14	$KClO_3$	122.55	Na_2SO_4	142.04
$FeSO_4 \cdot 7H_2O$	278.014	As_2O_3	197.84	K_2CrO_4	194.20	$Na_2SO_4 \cdot 10H_2O$	322.20
As_2O_5	229.84	$Fe_2(SO_4)_3$	399.87	$K_2Cr_2O_7$	294.19	$Na_2S_2O_3$	158.10

（续上表）

化合物	相对分子质量	化合物	相对分子质量	化合物	相对分子质量	化合物	相对分子质量
$KHC_2O_4 \cdot H_2C_2O_4 \cdot 2H_2O$	254.19	$BaCl_2$	208.24	BaC_2O_4	225.36	$Na_2S_2O_3 \cdot 5H_2O$	248.18
$KHC_2O_4 \cdot H_2O$	146.14	H_3BO_3	61.83	$BaCO_3$	197.34	NH_3	17.03
$FeSO_4 \cdot (NH_4)_2SO_4 \cdot 6H_2O$	392.13	HBr	80.91	KI	166.01	NH_4Cl	53.49
$BaCl_2 \cdot 2H_2O$	244.27	$H_2C_4H_4O_6$ （酒石酸）	150.09	$KMnO_4$	158.04	$(NH_4)_2C_2O_4 \cdot H_2O$	142.11
$BaCrO_4$	253.32	HCN	27.03	KNO_3	101.10	$NH_3 \cdot H_2O$	35.05
$BaSO_4$	233.40	H_2CO_3	62.03	$KSCN$	97.18	$NH_4Fe(SO_4)_2 \cdot 10H_2O$	482.19
$CaCO_3$	100.09	$H_2C_2O_4$	90.04	K_2SO_4	174.26	$(NH_4)_2SO_4$	132.14
CaC_2O_4	128.10	$H_2C_2O_4 \cdot 2H_2O$	126.07	$MgCO_3$	84.32	P_2O_5	141.95
$CaCl_2$	110.99	$HCOOH$	46.03	$MgCl_2$	95.21	PbO	223.20
$CaCl_2 \cdot 2H_2O$	147.02	HCl	36.46	MgO	40.31	PbO_2	239.19
CaO	56.08	$HClO_4$	100.46	MnO_2	86.94	$PbSO_4$	303.25
$CaSO_4$	136.14	HF	20.01	$Na_2B_4O_7$	201.22	SO_2	64.06
$Na_2B_4O_7 \cdot 10H_2O$	381.37	HI	127.91	$Ce(SO_4)_2$	332.24	SO_3	80.06
CCl_4	153.82	HNO_2	47.01	$NaBr$	102.89	Sb_2O_3	291.50
CO_2	44.01	HNO_3	63.01	Na_2CO_3	105.99	SiO_2	60.08
Cr_2O_3	151.99	H_2O	18.02	$NaHCO_3$	84.01	$SnCl_2$	189.60
CuO	79.54	H_2O_2	34.02	$Na_2C_2O_4$	134.00	$ZnCl_2$	136.29
$CuSO_4$	159.60	H_3PO_4	98.00	$NaCl$	58.44	ZnO	81.37
$CuSO_4 \cdot 5H_2O$	249.68	H_2S	34.08	NaH_2PO_4	119.98	$ZnSO_4$	161.43
CH_3COOH	60.05	H_2SO_3	82.08	Na_2HPO_4	141.96	$ZnSO_4 \cdot 7H_2O$	287.54

六、常用指示剂

(一) 酸碱指示剂

名称	变色范围 pH	颜色		配制方法
		酸色	碱色	
0.1%甲基橙	3.1～4.4	红	黄	0.1 g 甲基橙溶于 100 mL 热水
0.1%百里酚蓝 (麝香草酚蓝)	8.0～9.6	黄	蓝	0.1 g 百里酚蓝与 0.05 mol·L^{-1} 的 NaOH 溶液 4.3 mL 混匀,加水稀释至 100 mL
0.1%溴酚蓝	3.0～4.6	黄	紫蓝	0.1 g 溴酚蓝与 3 mL 0.05 mol·L^{-1} NaOH 溶液研匀,加水稀释至 100mL
0.1%甲基红	4.4～6.2	红	黄	0.1 g 甲基红溶于 60 mL 乙醇中,加水至 100 mL
0.2%石蕊	4.5～8.3	红	蓝	0.2 g 石蕊溶于 100 mL 乙醇中
0.1%苯酚红	6.8～8.4	黄	红	0.1 g 苯酚红溶于 100 mL 60% 的乙醇
0.1%中性红	6.8～8.0	红	黄橙	0.1 g 中性红溶于 60 mL 乙醇中加水至 100 mL
0.1%酚酞	8.2～10.0	无	红	0.1 g 酚酞溶于 100 mL 60% 乙醇中
0.1%百里酚酞	9.4～10.6	无	蓝	0.1% 百里酚酞溶于 90 mL 乙醇中加水至 100 mL

(二) 氧化还原指示剂

名称	变色点电位 $\varphi^{\varnothing}$/V	颜色变化		配制方法
		氧化态	还原态	
邻菲罗啉硫酸亚铁 0.5%	1.06	淡蓝	红	0.5 g FeSO$_4$·7H$_2$O 溶于 100 mL 水中,加 2 滴硫酸,加 0.5 g 邻菲罗啉
硝基邻菲罗啉硫酸亚铁	1.25	浅蓝	紫红	0.002 5 mol·L^{-1} 的水溶液, 0.006 88 g 硝基邻菲罗啉与 0.065 9 g 七水硫酸亚铁溶解于 100 mL 水中
淀粉 1%	—	—	—	1 g 可溶性淀粉,加少许水调成浆状,在搅拌下注入 100 mL 沸水中,微沸 20 min,放置,取上层溶液使用 (若要保持稳定,研磨淀粉时加入 100 mg HgI$_2$)

（三）金属指示剂

名称	颜色		配制方法
	游离态	化合物	
磺基水杨酸（SSA）	黄	紫红色	10 g 磺基水杨酸放入小烧杯中，用少量蒸馏水稀释，转入 100 mL 容量瓶中
酸性铬蓝 K 0.1%	蓝	红 pH = 10 左右	（1）0.1%水溶液；（2）与 NaCl 或 KNO₃（1：100）固体研细混匀
二甲酚橙	黄	红 pH = 5～6	0.2%的水溶液或 0.5%的乙醇溶液
铬黑 T（EBT）	蓝	红	（1）0.05%～0.5%水溶液，并加 20%的三乙醇胺；（2）与 NaCl（1：100）的固体研细混匀
钙指示剂	纯蓝	酒红	与 NaCl（1：100）研细混匀
1-（2-吡啶偶氮）-2-萘酚（PAN）	黄	红	0.01%～0.1₀%乙醇溶液
钙试剂（铬蓝黑 R）	蓝	粉红	（1）0.2%溶液；（2）与固体 K₂SO₄（1：100）研细混匀

七、盐酸密度与质量分数对照表

质量分数	密度 d_4^{20}	g/100mL	质量分数	密度 d_4^{20}	g/100mL
1	1.003 2	1.003	22	1.010 83	24.38
2	1.008 2	2.006	24	1.118 7	26.85
4	1.018 1	4.007	26	1.129 0	29.35
6	1.027 9	6.167	28	1.139 2	31.90
8	1.037 6	8.301	30	1.149 2	34.48
10	1.047 4	10.47	32	1.159 3	37.10
12	1.057 4	12.69	34	1.169 1	39.75
14	1.067 5	14.95	36	1.178 9	42.44
16	1.077 6	17.24	38	1.188 5	45.16
18	1.087 8	19.58	40	1.198 0	47.92
20	1.098 0	21.96			

八、酒精计示值表（74.0%～76.0%，94.0%～96.0%）

温度/℃	温度＋20℃时，用体积百分数表示酒精浓度									
	74.0	74.5	75.0	75.5	76.0	94.0	94.5	95.0	95.5	96.0
40.0	67.5	68.0	68.6	69.0	69.5	89.2	89.8	90.4	91.0	91.6
39.5	67.6	68.2	68.8	69.2	69.6	89.3	89.9	90.5	91.1	91.7
39.0	67.8	68.4	68.9	69.4	69.8	89.4	90.0	90.6	91.2	91.8
38.5	68.0	68.5	69.0	69.5	70.0	89.6	90.2	90.8	91.3	91.9
38.0	68.1	68.6	69.2	69.7	70.2	89.7	90.3	90.9	91.4	92.0
37.5	68.3	68.8	69.4	69.9	70.4	89.8	90.4	91.0	91.6	92.2
37.0	68.5	69.0	69.6	70.0	70.5	89.9	90.5	91.1	91.7	92.3
36.5	68.6	69.2	69.8	70.2	70.6	90.0	90.6	91.2	91.8	92.4
36.0	68.8	69.4	69.9	70.4	70.8	90.2	90.8	91.3	91.9	92.5
35.5	69.0	69.5	70.0	70.5	71.0	90.3	90.0	91.4	92.0	92.6
35.0	69.1	69.6	70.2	70.7	71.2	90.4	91.0	91.6	92.2	92.7
34.5	69.3	69.8	70.4	70.8	71.4	90.5	91.1	91.7	92.2	92.8
34.0	69.5	70.0	70.5	71.0	71.5	90.6	91.2	91.8	92.4	92.9
33.5	69.6	70.2	70.6	71.2	71.6	90.8	91.3	91.9	92.4	93.0
33.0	69.8	70.3	70.8	71.3	71.8	90.9	91.4	92.0	92.6	93.1
32.5	70.0	70.5	71.0	71.5	72.0	90.0	91.6	92.1	92.6	93.2
32.0	70.1	70.6	71.2	71.6	72.1	91.1	91.6	92.2	92.8	93.4
31.5	70.3	70.8	71.4	71.8	72.3	91.2	91.8	92.4	92.9	93.5
31.0	70.5	71.0	71.5	72.0	72.5	91.4	92.0	92.5	93.0	93.6
30.5	70.6	71.2	71.6	72.2	72.6	91.5	92.1	92.6	93.2	93.7
30.0	70.8	71.3	71.8	72.3	72.8	91.6	92.1	92.7	93.2	93.8
29.5	71.0	71.4	72.0	72.4	73.0	91.7	92.2	92.8	93.3	93.9
29.0	71.1	71.6	72.1	72.6	73.2	91.8	92.4	92.9	93.4	94.0
28.5	71.2	71.8	72.2	72.8	73.4	92.0	92.5	93.0	93.6	94.1
28.0	71.4	71.9	72.4	73.0	73.5	92.1	92.6	93.1	93.7	94.2
27.5	71.6	72.1	72.6	73.2	73.6	92.2	92.8	93.2	93.8	94.4
27.0	71.8	72.3	72.8	73.3	73.8	92.3	92.9	93.4	93.9	94.5
26.5	72.0	72.4	73.0	73.4	74.0	92.4	93.0	93.5	94.0	94.6

（续上表）

温度/℃	温度 +20 ℃时，用体积百分数表示酒精浓度									
	74.0	74.5	75.0	75.5	76.0	94.0	94.5	95.0	95.5	96.0
26.0	72.1	72.6	73.1	73.6	74.1	92.6	93.1	93.6	94.2	94.7
25.5	72.2	72.8	73.2	73.8	74.2	92.7	93.2	93.8	94.3	94.8
25.0	72.4	72.9	73.4	73.9	74.4	92.8	93.3	93.9	94.4	94.9
24.5	72.6	73.0	73.6	74.0	74.6	93.0	93.4	94.0	94.5	95.0
24.0	72.7	73.2	73.7	74.2	74.7	93.1	93.6	94.1	94.6	95.1
23.5	72.8	73.4	73.9	74.4	74.9	93.3	93.7	94.2	94.7	95.2
23.0	73.0	73.6	74.1	74.6	75.1	93.3	93.8	94.3	94.8	95.4
22.5	73.2	73.8	74.2	74.8	75.2	93.4	93.9	94.4	95.0	95.5
22.0	73.4	73.9	74.4	74.9	75.4	93.5	94.0	94.6	95.1	95.6
21.5	73.6	74.0	74.6	75.0	75.6	93.6	94.2	94.7	95.2	95.7
21.0	73.7	74.2	74.7	75.2	75.7	93.8	94.3	94.8	95.3	95.8

九、常用基准物质及其干燥条件

名称	干燥后的组成	干燥条件	标定对象
三氧化二砷	As_2O_3	燥器中室温保存	I_2
碳酸钠	Na_2CO_3	270 ～ 300 ℃干燥至恒重	酸
碳酸钙	$CaCO_3$	110 ℃干燥 1 ～ 2 h	EDTA
邻苯二甲酸氢钾	$KHC_8H_4O_4$	110 ～ 120 ℃干燥 1 ～ 2 h	碱
碳酸氢钠	Na_2CO_3	270 ～ 300 ℃干燥至恒重	酸
草酸钠	$Na_2C_2O_4$	105 ～ 110 ℃干燥 2 h	氧化剂
硼砂	$Na_2B_4O_7 \cdot 10H_2O$	低于 35 ℃下在 NaCl – 蔗糖饱和溶液干燥器中干燥	酸
氯化钠	NaCl	500 ～ 650 ℃下灼烧至恒重	硝酸银
草酸	$H_2C_2O_4 \cdot 2H_2O$	室温空气干燥，保存于硅胶或硫酸干燥器中，加热至 110 ℃全部脱水	碱或氧化剂
邻苯二甲酸氢钾	$KHC_8H_4O_4$	110 ～ 120 ℃干燥 1 ～ 2 h	碱

（续上表）

名称	干燥后的组成	干燥条件	标定对象
重铬酸钾	$K_2Cr_2O_7$	粉碎后于 100～120 ℃干燥 3～4 h	还原剂
碘酸钾	KIO_3	120～140 ℃干燥 1.5～2 h	还原剂
溴酸钾	$KBrO_3$	150 ℃干燥 1～2 h	还原剂
硝酸银	$AgNO_3$	110 ℃干燥 2 h	氯化物
铜	Cu	依次用 CH_3COOH（2∶98）、H_2O 和95%乙醇洗净，于硫酸干燥器中放置 24 h	还原剂
锌	Zn	依次用 HCl（1∶3）、H_2O 和丙酮洗净，立即置于硫酸干燥器中放置 24 h 以上	EDTA

十、国际相对原子质量表

序数	符号	名称	相对原子质量	序数	符号	名称	相对原子质量	序数	符号	名称	相对原子质量	序数	符号	名称	相对原子质量
1	H	氢	1.01	27	Co	钴	58.93	53	I	碘	126.91	79	Au	金	196.97
2	He	氦	4.00	28	Ni	镍	58.69	54	Xe	氙	131.29	80	Hg	汞	200.59
3	Li	锂	6.94	29	Cu	铜	63.55	55	Cs	铯	132.91	81	Tl	铊	204.38
4	Be	铍	9.01	30	Zn	锌	65.39	56	Ba	钡	137.33	82	Pb	铅	207.20
5	B	硼	10.81	31	Ga	镓	69.72	57	La	镧	138.91	83	Bi	铋	208.98
6	C	碳	12.01	32	Ge	锗	72.59	58	Ce	铈	140.12	84	Po	钋	209.0
7	N	氮	14.01	33	As	砷	74.92	59	Pr	镨	140.91	86	At	砹	210.0
8	O	氧	16.00	34	Se	硒	78.96	60	Nd	钕	144.24	86	Rn	氡	222.0
9	F	氟	19.00	35	Br	溴	79.90	61	Pm	钷	144.90	87	Fr	钫	223.0
10	Ne	氖	20.12	36	Kr	氪	83.80	62	Sm	钐	150.36	88	Ra	镭	226.03
11	Na	钠	22.99	37	Rb	铷	85.47	63	Eu	铕	151.96	89	Ac	锕	227.03
12	Mg	镁	24.31	38	Sr	锶	87.62	64	Gd	钆	157.25	90	Th	钍	232.04
13	Al	铝	26.98	39	Y	钇	88.90	65	Tb	铽	158.93	91	Pa	镤	231.04
14	Si	硅	28.09	40	Zr	锆	91.22	66	Dy	镝	162.50	92	U	铀	238.03
15	P	磷	30.97	41	Nb	铌	92.91	67	Ho	钬	164.93	93	Np	镎	237.05
16	S	硫	32.06	42	Mo	钼	95.94	68	Er	铒	167.26	94	Pu	钚	244.1

（续上表）

序数	符号	名称	相对原子质量	序数	符号	名称	相对原子质量	序数	符号	名称	相对原子质量	序数	符号	名称	相对原子质量
17	Cl	氯	35.45	43	Tc	锝	98.91	69	Tm	铥	168.93	95	Am	镅	243.1
18	Ar	氩	39.95	44	Ru	钌	101.07	70	Yb	镱	173.04	96	Cm	锔	247.1
19	K	钾	39.10	45	Rh	铑	102.91	71	Lu	镥	174.97	97	Bk	锫	247.1
20	Ca	钙	40.08	46	Pd	钯	106.42	72	Hf	铪	178.49	98	Cf	锎	251.1
21	Sc	钪	44.96	47	Ag	银	107.89	73	Ta	钽	180.95	99	Es	锿	252.1
22	Ti	钛	47.87	48	Cd	镉	112.41	74	W	钨	183.85	100	Fm	镄	257.1
23	V	钒	50.94	49	In	铟	114.82	75	Re	铼	186.21	101	Md	钔	258.1
24	Cr	铬	52.00	50	Sn	锡	118.71	76	Os	锇	190.20	102	No	锘	259.1
25	Mn	锰	54.94	51	Sb	锑	121.76	77	Ir	铱	192.22	103	Lr	铹	260.1
26	Fe	铁	55.85	52	Te	碲	127.60	78	Pt	铂	195.08	104	Rf	𬬻	261

（余邦良）

参考文献

[1] 符小文，李泽友．药学专业实验教程［M］．北京：中国医药科技出版社，2014.
[2] 吴巧凤，刘章平．无机化学实验［M］．北京：人民卫生出版社，2012.
[3] 祁嘉义．基础化学［M］．2 版．北京：高等教育出版社，2008.
[4] 华彤文．普通化学原理［M］．3 版．北京：北京大学出版社，2008.
[5] 徐春祥．医学化学［M］．2 版．北京：高等教育出版社，2008.
[6] 符小文．实验化学分析［M］．海口：南海出版公司，2005.
[7] 曾昭琼．有机化学实验［M］．3 版．北京：高等教育出版社，2008.
[8] 高占先．有机化学实验［M］．4 版．北京：高等教育出版社，2010.
[9] 龙盛京．有机化学实验［M］．4 版．北京：人民卫生出版社，2006.